맨발걷기가
나를 살렸다

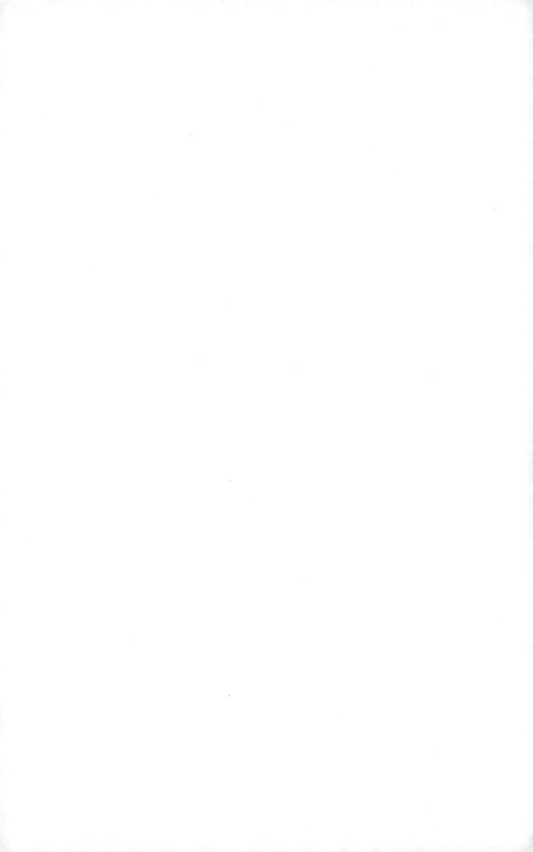

맨발
걷기가
나를
살렸다

질병으로부터의
해방이 시작되다

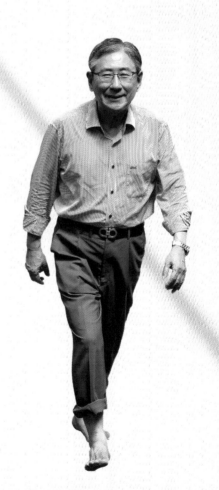

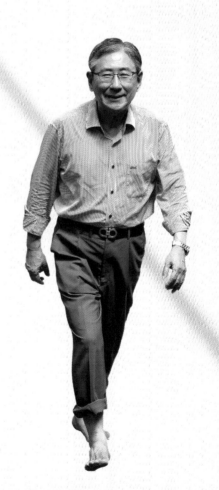국일미디어

인간 무병장수의
비밀이 풀리다

동서고금을 막론하고 무병장수는
세상 모든 사람들의 구원의 염원이다. 지난 수천 년간 제도권 의
학의 끊임없는 발전과 비제도권 자연치유 요법의 다양한 진화에
도 불구하고 크고 작은 질병의 질곡에 빠진 인류의 고통은 끝이
안 보이는 현재 진행형이다.

그나마 현대에 들어 의학, 대체의학, 영양학 등의 눈부신 발전으
로 수명 100세의 '장수長壽' 시대에 다가서고 있음은 천만다행이
지만, '무병無病'의 꿈은 여전히 요원하다.

암과 고혈압, 고혈당, 심혈관 질환, 뇌질환, 신장염, 치매, 알츠하

이머는 물론 각종 자가면역질환 등 만성질환으로 고통받거나 사망하는 사람들의 숫자는 갈수록 더 늘어나고 있다. 당장 우리의 가족, 이웃은 물론 우리 자신까지 이러한 질환들에 의해 위협받고 있는 실정이다.

거기에다 지난 수년간은 코로나19 팬데믹이 우리를 괴롭혔다. 하나의 감염병으로 인해 한때 전 세계가 멈추어섰고, 그로부터 비롯된 사망자는 물론 후유증으로 고생하는 사람들의 숫자 역시 헤아릴 수 없었다.

한 마디로 비전염성 만성질환은 물론 전염성 감염병의 출현으로 인류의 삶은 지금도 치명적 질병의 위협 속에 살얼음을 걷는 형국이다. 이는 우리 모두가 언제든 그러한 질병의 희생양이 될 수 있음을 시사한다.

실제 우리나라 국가지표체계에 발표된 내용에 따르면 2020년도 기준 대한민국 사람의 기대수명은 83.5세고 건강수명은 66.3세다. 우리 국민들 대부분은 둘의 차이인 17.2년의 기간 동안 각종 질병들로 인해, 병원 신세를 지며 사는 고통스러운 시간을 감내해야 함을 시사한다.

왜 그래야 할까? 지구상을 살아가는 다른 수많은 생명체들은 자연 그대로의 상태에서 건강한 모습으로 한 생을 다하는데, 우리 인간만 왜 수많은 질병의 질곡 속에 빠져 수를 다하지 못하고 일찍 사망하거나 오랜 시간 투병으로 시간을 보내게 되는 것일까?
따지고 보면 질병의 고통 속에서 살아가는 생물은 사람뿐만이
아니다. 사람과 함께 집안에서 살아가는 애완견, 애완묘들도 사
람과 유사한 각종 질병에 걸려 수시로 동물병원 신세를 지는 것
을 볼 수 있다.

이에 반해 사람과 함께 살더라도 땅에서 놓아기르는 개와 고양
이들은 일체의 병 없이 건강하게 살아간다. 어쩌면 이러한 차이
에서 인간이 질병에 걸리는 원인의 일단을 찾아낼 수 있는 것은
아닐까?

하늘과 땅 그리고 인간으로 이뤄진 천지인天地人의 삼위일체 이
론은 이러한 배경 하에 탄생하였다. 모든 인간이 하늘의 따스한
햇살과 싱싱한 산소가 있어야 살아갈 수 있듯, 땅으로부터 얻어
지는 싱싱한 에너지인 땅속 생명의 자유전자Free Electrons를 충전
받아야 건강한 삶을 이룰 수 있다는 통찰이다.

그러려면 우리 인간도 다른 동물이나 식물처럼 맨발로 땅을 밟
거나 땅에 뿌리를 내리고 살아야 한다. 사람은 마땅히 땅의 법칙
을 따라야 한다는 노자老子의 인법지人法地의 이치를 이름이다.

지난 2010년 이후 미국, 폴란드, 이라크 등지의 접지이론 학자들
이 발간한 20여 편의 논문이 이를 이론적, 임상적으로 뒷받침하
고 있다. 유튜브에 「박동창의 접지실험」으로 각각 올려져있는
저자의 양파, 우유, 금붕어, 고무나무, 개운죽 등을 이용한 접지

실험도 각각 그 실체의 존재를 증거한다.

그런데 현대인은 지난 19세기 초 고무가 발명된 이후 거의 대부분 부도체의 합성소재로 만들어진 절연체 신발을 신고 땅과의 접지가 차단된 채 살아가고 있다. 매일 걷는 도로는 부도체인 아스팔트, 시멘트, 우레탄 등으로 포장되어 있으며, 거주하고 있는 고층 건물이나 아파트 또한 접지가 차단되어있다. 하루 24시간, 1년 365일 내내 땅과의 접지가 차단된 삶을 살아가고 있는 것이다. 그 결과 현대인들은 땅속으로부터 전자의 공급이 차단된 절대적 전자결핍Electron Deficiency 상태에서 살아가고 있다. 그 이유로 현대인의 신체는 각종 만성질환의 근원인 활성산소의 공격에 직면하고 있다. 암, 고혈압, 고혈당 등의 각종 만성질환과 끈적끈적한 혈액으로 인해 초래되는 치명적 심혈관 질환, 뇌질환의 공격은 물론 ATP 생성 부족에 따른 무기력과 노화의 희생양이 되어가고 있는 것이다.

거기에 스트레스호르몬이 조절되지 않음에 따라 현대인들은 각종 신경증과 강박증에 시달리고 있다. 또한 면역계가 정상적으로 작동하지 못해 면역력 저하를 겪으며 심할 경우 면역계가 피아를 구분하지 못하고 자기 세포를 공격하는 자가면역질환의 피해자가 되기도 한다.

결국 현대인들이 위와 같은 수많은 만성질환은 물론 코로나19 팬데믹과 같은 감염병 속에 살아가고 있음은 땅과의 접지차단이 초래한 전자결핍 현상이 그 원인이었음이 밝혀진 것이다.

최근 그를 뚜렷이 증거하는 또 하나의 놀라운 치유사례가 세상에 알려졌다. 지난 2022년 1월 26일 병원에서 치료불가 판정을 받은 금대산 박성태 교수의 말기 전립선암이 신발을 벗고 맨발로 걷자 완벽히 나은 것이다.

딸이 사온 저자의 저서 『맨발로 걸어라』를 읽고 맨발걷기에서 마지막 희망을 확인한 박성태 교수는 그길로 신발을 벗고 인근의 금대산을 기다싶이 하며 올랐다. 박성태 교수는 그렇게 맨발로 걸은 지 2개월 째 되는 2022년 4월 29일 받은 검사에서 PSA 지수가 935.8에서 0.058로 낮아지고, 새까맣게 전이되었던 흉추 9, 10번도 하얗게 재생되어 완벽히 치유되었다는 결과를 받았다.

그리고 그 기적 같은 치유 사실이 지난 2022년 9월 10일 국내 일간신문에 대서특필되면서, 동 보도는 단 하루 만에 인터넷 상 160만 뷰View를 기록하며 맨발걷기에 대한 전 국민의 관심을 다시 한 번 폭발시켰다.

그 후로는 매주 토요일에 열리는 저자의 대모산 '맨발걷기숲길 힐링스쿨'에 매주 수백 명이 넘게 암과 각종 질환을 가진 환우들과 가족들이 몰렸다. 이로 인해 지난 7년간 '생명 살리기'를 기치로 내걸고 추진해왔던 저자의 '맨발걷기 국민운동'이 명실상부한 '생명운동'으로 자리매김하는 새로운 전기를 맞게 되었다.

현대의학이 손을 댈 수 없어 당장 죽음이 예고된 말기암 환자가 치유와 함께 소중한 생명을 되찾을 수 있는 길이 바로 일상에서 부도체의 신발을 벗고 땅을 맨발로 걷는 데 있다는 놀라운 사실의 재확인이다. 신발을 벗고 주변의 흙길, 황톳길을 맨발로 걷는다는 그 단순·용이·무해·무비용의 활동이 생명을 살리고, 치유를 이룬다는 놀라운 생명현상의 재발견인 것이다.

이외에도 지난 7년간 저자의 대모산 '무료 숲길 맨발걷기로의 초대 프로그램'인 '맨발걷기숲길힐링스쿨'에 참여하며 맨발로 걸은 많은 사람들로부터 매일매일 놀라운 치유사례들이 보고되어 왔다. 그중 대표적인 사례들은 지난 2019년 발간한 저서 『맨발걷기의 기적』과 2021년 발간한 『맨발로 걸어라』에 다수 인용하였다.

그 하나하나의 맨발걷기 치유사례들이 갖는 의미는 참으로 심대하다. 각기 다른 질병을 가진 세상의 많은 사람들이 맨발로 걸을 경우 누구나 치유될 수 있음을 시사하고 있을 뿐만 아니라, 현대의학의 도움으로도 해결되지 않는 적지 않은 질병들의 경우 맨발걷기가 그 대안으로 자리할 수 있음이 뚜렷이 확인되고 있기 때문이다.

또한 맨발걷기는 삶의 의욕이 떨어진 사람들에게 긍정과 감사 그리고 행복의 기운과 에너지를 선사할 뿐만 아니라 노화 등 일상의 건강관리 측면에서도 신선한 대안으로 충분히 기능할 수 있음을 보여주고 있다.

이에 다시 한 번 전 국민을 대상으로, 나아가 전 세계를 대상으로 맨발걷기를 널리 알려야 할 필요성이 대두된다. 저자는 2006년 첫 저서『맨발로 걷는 즐거움』을 시작으로 2019년『맨발걷기의 기적』, 2021년『맨발로 걸어라』를 출간한 바 있다. 2023년에는 첫 저서『맨발로 걷는 즐거움』을『맨발걷기의 첫걸음』이라는 제목으로 17년 만에 재출간하였다.

본서『맨발걷기가 나를 살렸다』는 위의 필요성에 입각하여, 맨발걷기 치유의 이치와 그 의미 및 지혜를 정리해냄과 동시에 실제 맨발걷기로 치유 효과를 얻은 이들의 목소리를 모아 작성된 것이다. 1부는 맨발걷기에 대한 저자의 통찰을 정리하여 구성하였으며, 2부는 그들이 직접 '맨발걷기국민운동본부' 인터넷카페에 공개한 글들을 바탕으로 정리하였다.

맨발걷기의 기적을 경험한 현장의 목소리에서 우리는 '왜 맨발로 걸어야 하는지'를 깨달을 수 있다. 또한 각 질병에 따라 맨발걷기의 효과가 어떻게 나타나는지를 상세히 살펴볼 수 있다. 바야흐로 맨발로 걷는 사람들에 의한, 진정한 맨발건강 세상이 시작된 것이다.

현대의학이 손을 댈 수 없을 정도로 죽음이 예고된 말기암 환자조차 기적적으로 목숨을 되찾은 생명의 길이 바로 여기 맨발로 땅을 걷고 딛는 것에 있다. 일상에서 부도체 신발을 벗고 주변의 흙길, 황톳길을 걷는다는 그 단순·용이·무해·무비용한 활동이 생명을 살리고, 치유를 이루는 것이다.

이제 그 생명 살리기 맨발걷기의 길을 독자 여러분들과 함께 뚜 벅뚜벅 걸어나가려 한다. 어느 날 맨발걷기는 대한민국을 넘어 전 세상으로 나아가 '전 인류의 생명운동'으로 거듭나리라는 창대한 꿈과 희망을 안고…….

2023년 새 봄

대모산에 맨발로 서서

저자 박동창 드림

차례

2부

맨발로 치유하라
현장의 감동과 환호

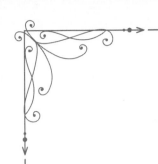

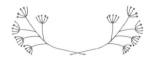

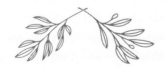

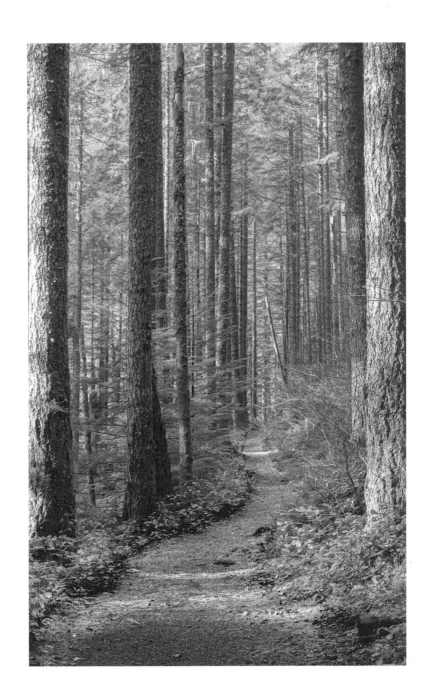

1부

맨발로 치유하라

맨발치유의 섭리와 과학

맨발로 걸을 때 인간은 조물주가 창조한 자연의 질서 속에서 건강한 삶을 되찾게 된다. 이때 인간의 신체에는 어떠한 메커니즘이 작용하는가? 1부에서는 맨발걷기가 우리 몸을 건강하게 만드는 과학적 원리와 철학적 이치를 상세하게 밝혀두었다. 굳이 어렵게 해석할 필요 없이 직관적이며 중요한 내용은 반복되어지니, 누구든 읽기만 하면 그 원리를 체득할 수 있다.

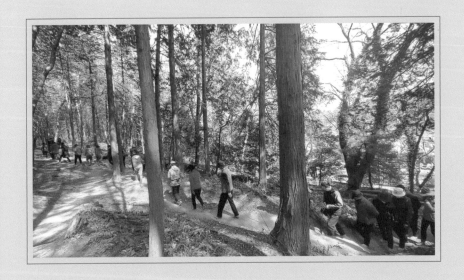

나는 걸을 때만 사색할 수 있다.
내 걸음이 멈추면 내 생각도 멈춘다.
내 두 발이 움직여야 내 머리가 움직인다.

장 자크 루소

1장

맨발걷기
치유의 이치

천지인天地人의
이치와 맨발걷기

인간을 중심으로 한 우주는 하늘ㅈ 과 땅地 그리고 사람ㅅ으로 이루어져 있다. 우주를 나타내는 하늘 천ㅈ 자는 위에 가로지른 일- 자가 하늘을 나타내고, 아래에 가로놓인 일- 자가 땅을 나타낸다. 그리고 그 중간에 사람 인ㅅ 자가 서있다. 하늘을 머리에 두고 땅을 밟은 사람을 중심으로 우주의 모습을 형상화한 것이다. 이처럼 하늘 천ㅈ 자는 우주의 모습과 함께 우리 존재의 근본을 시사한다.

실제 우리 인간은 하늘이 내리는 따뜻한 햇빛과 산소를 마시며 산다. 한 시도 그 햇빛과 산소 없이는 살아갈 수가 없다. 이것은 생명의 유지를 위해 절대적인 조건이다. 사람은 하늘이 주는 적

정한 햇빛과 산소의 시혜라는 조건이 주어질 때만이 그 존재가
가능하다.

같은 이치로 사람의 존재는 땅을 딛고 살 때 완벽한 생명체로 살
아갈 수 있다. 마치 모든 식물이 땅에 뿌리를 박고 모든 동물들이
땅을 밟고 살아가듯, 우리 인간 역시 땅에 뿌리를 두고 땅을 밟고
살아야 한다. 맨발로 지구의 땅을 밟고 접지해야 우리의 모든 생
리적 작용들이 정상으로 돌아간다. 이는 햇빛, 산소에 버금가는
인간 생존의 절대적 조건이다.

인간은 지구의 땅을 맨발로 밟고 살며 땅 속 생명의 자유전자를
받아야 모든 생리적 작용들이 최적으로 돌아가게끔 만들어져있
다. 그래야 건강한 삶을 유지할 수 있는 것이다. 그것이 조물주가
설계해놓으신 천지인의 이치이자 인체의 작동 원리이다.

그런데 지금은 세상의 모든 사람들이 부도체의 고무 밑창을 댄
신발을 신고 살고 있다. 사는 곳은 지면과 멀리 떨어진 고층의
집이나 건물이다. 거기에다 우리가 걷는 길은 대부분 땅과 전기
가 통하지 않는 절연체의 아스팔트, 시멘트, 우레탄, 인조잔디
등으로 철저히 포장되어 있다. 사실상 세상의 거의 모든 사람들
이 하루 24시간, 1년 365일을 땅과 접지가 차단된 채 살고 있는
것이다.

하늘의 햇빛과 산소는 한 시도 빠짐없이 받고 마시며 살아가지
만, 땅 속으로부터의 생명의 자유전자는 현대에 들어와 그 공급

이 차단된 채 살아가고 있는 것이다. 그 결과 소위 '전자의 결핍Electron Deficiency' 현상이 심해져 오늘날 현대인들은 수많은 염증과 만성질환의 질곡에 빠져있다.

우리는 이를 해결할 수 있는 놀랍도록 단순한 해법을 찾아내었다. 바로 천지인의 이치에 걸맞게 맨발로 땅을 밟고 사는 일이다. 2006년 저자가 『맨발로 걷는 즐거움』이라는 책2023년 『맨발걷기의 첫걸음』으로 새로이 펴냄을 통해 확립한 '자연의 지압Natural Reflexology 이론'과 2010년 미국의 전기기술자, 심장의학자 등이 펴낸 『어싱, 땅과의 접촉이 치유한다』는 책과 20여 편의 임상논문들을 통해 밝힌 '접지Earthing 이론'이 그를 뒷받침한다. 그리고 그러한 이론들이 지난 7년 저자의 대모산 '맨발걷기숲길힐링스쿨' 회원들이 증언해온 맨발걷기 치유사례들과 그대로 일치한다는 사실도 확인하였다. 그 결과가 2019년 발표된 저자의 저서 『맨발걷기의 기적』과 2021년에 발표된 저서 『맨발로 걸어라』에 보고되고 체계화되었다.

이중에서도 맨발로 땅을 접지할 때 땅속의 자유전자들이 우리 몸에 들어와 생기는 변화에 대한 이론은 다음과 같다.
첫째, 땅속의 무궁무진한 음-전하를 띤 자유전자들이 몸 안으로 들어와 양+전하를 띤 활성산소와 만나 중화된다. 이렇게 만병의 근원이자 염증의 원인인 활성산소가 중화되면서 각종 만성질환들을 예방·치유할 수 있다는 사실이 확인되었다 접지의 항산화효과.

둘째, 자유전자는 적혈구의 표면전하를 올리고, 세포간에 밀어내는 힘을 나타내는 제타전위Zeta Potential를 올려 혈액의 점도Viscosity를 낮추고, 혈류의 속도를 높여, 침묵의 살인자라 불리는 무서운 심혈관 질환, 뇌질환들을 예방·치유한다 접지의 혈액희석효과.

셋째, 자유전자는 세포의 발전소인 미토콘드리아에서 에너지 대사의 핵심물질인 ATP 아데노신삼인산를 생성·촉진하여 삶의 활력을 충전하고, 노화를 방지하며, 당뇨를 예방하는 등 활기찬 생명활동을 담보할 수 있게 한다 ATP 생성촉진효과.

넷째, 자유전자는 스트레스호르몬인 코르티솔의 분비를 진정시켜 숙면을 돕고, 불안, 초조, 과민 등으로부터 자유로워질 수 있게 한다 천연의 신경안정효과.

다섯째, 또한 땅속에서 자유전자를 받아, 그 전자들이 세포의 원자핵의 궤도를 도는 짝 잃은 전자들인 활성산소의 잃어버린 짝을 찾아주어 정상세포로 바뀌게 함으로써 염증과 통증의 원인을 해소한다 염증과 통증의 치유효과.

여섯째, 더 나아가 몸속으로 들어온 자유전자는 우리의 면역계Immune System를 정상적으로 작동케 충전함으로써 면역력을 증강시킴과 동시에 각종 자가면역질환들을 예방하고 치유하는 기능을 담당한다 면역계의 정상작동효과.

이렇게 맨발을 통한 땅과의 접지를 통해 땅속 자유전자를 몸 안으로 받아들임으로써 우리는 인체의 모든 생리적 작용을 최적으로 작동시킬 수 있게 된다. 그 결과 우리는 땅속 깊숙이 뿌리를 박은 초목들이나 야생의 동물들처럼 건강한 생명활동을 유지할 수 있게 되는 것이다.

그래서 저자는 이러한 땅속 자유전자를 '생명의 자유전자'로 부른다. 바로 땅이 주는 치유의 선물의 핵심요소이다.

이에 모든 사람에게 땅속 자유전자의 공급이 충분히 이뤄질 수 있도록 흙길을 만들고 보존하여 누구나 일상에서 맨발로 땅을 밟으며 건강한 삶을 이루어나갈 수 있도록 만들어나가야 한다. 건강한 환경에서 생활할 수 있는 인프라를 조성해야 하는 것이다.

나는 이러한 내용의 권리를 '접지권'이라 명명하여 입법시킬 것을 제안한다. 접지권은 헌법 제35조 제1항이 규정한 "모든 국민은 건강한 환경에서 생활할 수 있는 권리를 가지고 있다"는 조항에 근거한다. 이 땅의 국민 누구나 일상에서 손쉽게 맨발로 땅과 접지하며 천지인의 조화가 주는 치유의 선물을 향유할 권리가 있는 것이다.

이것이 실현된다면 우리는 진정한 천지인天地人과 인법지人法地의 이치를 실천하고 구현할 수 있게 될 것이다.

②

대한민국 산야山野는
맨발걷기의 최적지

우리나라는 서울은 물론 지방 어느 도시에 가든 크고 작은 산들이 즐비하다. 따라서 마음만 먹으면 언제든지 맨발로 걸을 수 있는 아름다운 숲길이 전국에 깔려 있는 맨발걷기의 최적지다.

과거에는 국토의 70~80%가 경작이 불가능한 임야라는 사실이, 농경지가 부족하다는 이유로 아쉬움의 대상이었다. 하지만 오늘날 국토의 70~80%가 임야라는 사실은 누구든 맨발로 걸으며 건강하게 살 수 있는 여건으로 주목받고 있다.

그 어떤 다른 나라보다 맨발로 걸을 수 있는 환경이 잘 조성되어 있다는 점에서 우리나라는 말 그대로 금수강산이다. '맨발로 걸는 건강세상'의 세계적 발원지가 될 수 있는 지리적 필요충분조 건들을 다 갖추고 있다.

한국에서 오랫동안 기자생활을 해오며 칼럼니스트로도 활동하고 있는 영국인 '마이클 브린'은 1999년에 쓴 저서『한국인을 말한다』에서 한국과 한국인에 대한 범상치 않은 통찰Insights 을 내놓았다.

"한국은 평균 IQ 105를 넘는 유일한 나라, 문맹률 1% 미만인 유일한 나라다. 또한 세계 유일의 분단국가이며, 세계 2위 경제대국 일본을 발톱 사이의 때만큼도 안 여기는 나라, 지하철 평가 세계 1위로 청결함과 편리함 최고인 나라, LPGA 미국 여성 프로골프 대회 상위 100명 중 30명의 선수가 국적을 가진 나라, 인터넷·TV·초고속 통신망이 세계에서 최고로 잘 갖춰진 나라, 세계 각국 유수 대학의 우등생 자리를 휩쓸고 있는 나라2위 이스라엘, 3위 독일 다. 한국인은 유태인을 게으름뱅이로 보이게 하는 유일한 민족으로 세계에서 가장 기가 센 민족이다"라고 서술하였다.

그의 통찰 이후로도 BTS, 블랙핑크, 트와이스와 같은 K팝 스타는 물론 영화감독 봉준호, 박찬욱에 이어 피아니스트 조성진, 임윤찬 등이 등장해 세계를 휩쓸며 한국인의 저력을 보여주었다.

마이클 브린은 이러한 한국인의 비상함의 근원을 한국의 지리적 여건에서 찾는다.

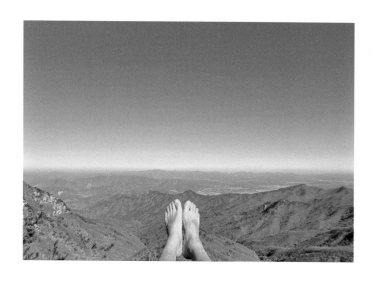

"한국의 산야山野는 음양陰陽이 강하게 충돌하기 때문에 강할 수밖에 없다. 강한 기氣는 강한 종자를 생산한다. 같은 맥락으로, 한·중·일 삼국 중 한국의 진달래가 가장 예쁘고, 인삼의 질도 월등하다. 물맛도 최고이고, 음식도 정말 맛있다. 또 세계에서 한국의 꿩처럼 아름다운 꿩이 없고 한국의 한우처럼 맛있는 고기는 없다."

다 맞는 이야기다. 실제 한국의 인삼을 중국이나 일본, 미국 등에 가져다 심어도 한국의 인삼과 같은 성분이 나오지를 않는다. 또 한국의 배나 사과, 무우를 다른 나라에 가져다 심어도 한국의 배나 사과, 무우처럼 맛있고 사근사근하고 물이 많은 최고의 품질이 나오지를 않는다. 한국의 산야의 땅과 흙이 얼마나 비옥한지를 미루어 짐작케 하는 사실들이다.

우리가 맨발로 걷는 산과 들의 숲길 역시 마찬가지다. 유럽이나 미국, 동남아 등 저자가 다녀본 그 어느 나라에도 우리나라처럼 아기자기하고 넉넉한 산들이 일상 곁에 어우러진 곳은 없다. 토양 또한 우리처럼 포근한 황토와 마사토가 깔린 곳 역시 찾아볼 수 없다.

우리의 산들에는 소나무, 상수리나무, 참나무 등이 뒤덮여있다. 그들이 뿜어내는 그윽한 향기와 산과 숲의 지기地氣는 어머니 품과 같은 넉넉함을 자아낸다. 이러한 산야는 다른 나라에서는 찾아보기가 쉽지 않다. 음양이 맞부딪는 치열함에서 비롯된 결과인지도 모르겠다.

이러한 산야의 비옥한 황톳길, 마사토길을 맨발로 걸으며 그 땅의 기운을 맨발로 오롯이 받아들이는 우리는 진정 하늘의 선택을 받았다 할 것이고, 당연히 하늘의 축복을 받고 있다고 할 수 있을 것이다.

이 땅은 세계 최고 품질의 인삼이 키워지고, 세계 최고의 한우가 길러지고, 세계 최고의 배와 사과, 무우 등이 생산되는 땅이다. 우리는 그러한 땅에서 건강한 산야의 기운을 맨발로 고스란히 받고 있어 사람이 가질 수 있는 최고의 건강과 치유의 조건을 향유하고 있다.

지금 우리가 만들어내고 있는, 세계 어느 나라에서도 아직 밝혀지지 않았고 실현되지 않았고 보고되지 않은 '맨발걷기의 경이로운 치유사례'들은, 음양이 맞부딪는 멋진 산야가 있는 한국이었기에 가능한 이야기들이다. 그리고 이러한 놀라운 치유의 사례들을 만들어내고 있는 열정적 주인공은 바로 독자 여러분이다.

우리들은 세계 최초로 맨발걷기 치유사례를 일구어내고 있다. 동시에 우리들은 세계 최초로 맨발로 걷는 치유와 힐링의 공동체를 이루어내고 있다. 이는 마이클 브린이 발견하지 못한 또 하나의 한국인의 저력이라 할 수 있을 것이다.
'맨발로 걷는 치유와 힐링의 세계'에서 한국인은 다시 한 번 세계 1위의 품격과 위엄을 달성하고 있다. 그 점에서 독자 여러분은 자부심을 가져도 좋다.

동시에 맨발걷기를 세상에 널리 알리고 계몽해야 한다는 책임감도 같이 가져나가면 좋겠다. 맨발걷기의 치유와 힐링의 효과를 아직 모르고 있는 세상의 많은 사람들에게 그 기적과 같은 치유 효과를 알리기 위해 우리는 지금 동분서주 하고 있다. 그만큼 우리의 책임은 무겁다. 그리고 엄중하다.
이 길은 이전까지의 세상에 없던 길이기에 더욱 더 소중하다. 수많은 치유의 사례들이 계속해서 보고될 것이며 그에 따라 이론적, 실증적인 체계도 두터워질 것이다. 맨발걷기라는 무병장수의 길을 열어젖힌 이상 그 내용을 배우고 또 세상에 알려 계몽하는 일을 게을리해서는 안 된다.

매일매일 바쁘게 돌아가는 현대사회에서는 맨발걷기를 할 수 있는 숲을 찾아가기가 쉽지 않다. 때문에 우리가 사는 도시의 일터와 집 주변에 맨발로 걸을 수 있는 흙길이나 황톳길을 깔아놓을 필요가 있다. 그리고 손쉽게 발을 씻을 수 있는 세족시설 등을 설치해두는 것 역시 중대한 과제다.

그래서 지금 저자와 '맨발걷기국민운동본부'는 여러 뜻있는 분들의 도움과 협조로 그러한 길들을 열어가고자 노력하고 있다. 그동안 추진해왔던 접지권 입법의 첫 결실로 지난 2023년 2월 15일 전주시 의회에서 우리나라 최초의, 당연히 세계 최초가 된, "맨발걷기 활성화에 관한 조례"가 통과되었음도 그러한 노력의 일환이었다.

또한 여러 회원들이 각자 거주하고 있는 전국 지방자치단체에 흙길이나 황톳길을 조성해달라는 민원들을 계속 제기하고 있고, 그 과정에서 여러 의미 있는 결과들이 도출되어지고 있다.

앞으로도 저자와 저자의 '맨발걷기국민운동본부'가 펼치는 '생명 살리기 맨발걷기 운동'은 지속될 것이다. 맨발걷기를 통해 질병 없는 인류의 건강세상을 열어나가고자 하는 우리의 움직임에 독자 여러분들의 적극적인 동참과 헌신을 바라 마지않는다.

3

과학적 이론으로 입증된
맨발걷기의 효능

2022년 9월 대한민국 통계청에서 발표한 '한국인 사망원인통계'에 따르면 2021년 기준 사망자 수는 총 31만 7,680명이었다. 이는 전년보다 1만 2,732명, 4.2% 증가한 수치다. 이중 80세 이상 사망자가 차지하는 비중은 50%로 10년 전에 비해서 15.2%p 증가했다.

사망원인은 암, 심장질환, 폐렴, 뇌혈관 질환, 자살, 당뇨병, 알츠하이머병, 간 질환, 패혈증, 고혈압성 질환 순으로 나타났다. 특히 전체 사망자의 26%가 암으로 사망해 전년대비 0.6%p 증가했다.

세계적으로는 심혈관 질환이 사망원인 1위를 기록하고 있다. 심혈관 질환에 의한 사망자 수는 1990년 1,210만 명에서 2019년 1,860만 명으로 1.8배 늘어났다 **세계 심장학회 저널 2020년 10월호**. 2위인 암 사망자 수는 2000년 600만 명에서 2018년 960만 명으로 1.6배 증가했다.

WHO 산하 국제암연구소는 동 증가추세 유지 시 2030년에는 암으로 인한 사망자 수가 무려 1,640만 명에 이를 것으로 추정하고 있다. 현대의학의 눈부신 발전에도 불구하고 암, 심혈관 질환 등 현대문명병의 사망자 수는 갈수록 더 많아지고 있는 것이다.

또한 지난 3년간 전 세계는 코로나19 팬데믹으로 멈춰서있다시피 했다. 앞으로도 언제든 또 다른 감염병X가 출현하지 말라는 보장이 없다. 그만큼 우리 전 인류는 전례 없는 질병 위기 앞에 직면해있는 것이다. 감염병은 물론 비전염성 만성질환의 전방위적 공세 앞에 전 인류는 전전긍긍하고 있다.

사람들은 질병의 공격 앞에 전전긍긍하면서도 근원적인 전염병의 예방과 면역력 증강 방법에 대해서는 무관심하다. 코로나19 팬데믹 때처럼 당장 나타난 질병의 백신과 치료제 개발에만 총력을 기울이고 있을 뿐이다. 코로나19 팬데믹보다 훨씬 더 많은 사망자를 내고 있는 암, 심혈관 질환 등에 대해서도 마찬가지다. 예방책 없이 오로지 사후적 수단인 대증적 치료약물과 주사제의 개발에만 급급하고 있다.

반면 저자가 지난 7년간 운영해온 무료 숲길 맨발걷기 프로그램인 대모산 '맨발걷기숲길힐링스쿨'에서는 깜짝깜짝 놀랄 만한 치유사례들이 보고되고 있다. 각종 암과 심혈관 질환, 뇌질환은 물론 고혈압과 당뇨, 고지혈증 등 대사성질환을 치유한 사례에서부터 일상의 변비, 아토피 피부염, 비염, 이명증, 이석증, 치주염, 손발 저림, 턱관절장애를 치유한 사례, 모발이 재생된 사례까지 다양하다. 일상의 소소한 질병들로부터 암, 심혈관 질환 등 각종 만성질환들까지 맨발걷기의 효과가 입증되고 있는 것이다.

저자는 이러한 치유의 사례를 유튜브 '박동창의 맨발강의', '맨발건강 팁', '맨발걷기 치유사례' 등의 영상으로 생생하게 보여주고 있다.

치유의 기적 외에도 맨발로 촉촉한 땅을 밟는 행위는 그 자체로 순간순간의 행복을 가져다준다. 맨발걷기는 이러한 행복으로 삶의 질을 개선시키고 항노화를 가져오는 젊음의 묘약으로까지 작용한다. 이런 것들을 향유한다면 더 이상 바랄 것이 무엇이 있을까 싶다.

단지 신발을 벗고 맨발로 흙길을 걸은 것만으로 일어난 이 놀라운 치유의 기적들이 도대체 어떠한 조화로 작동한 것일까? 수많은 사례로 인해 그 메커니즘을 규명할 필요성은 점차 커지고 있다.

비록 통계적 모집단 수가 아직은 제한적이지만, 병원 치료와 병행하거나 또는 현대의학의 도움 없이 맨발걷기만으로 질병을 치유한 사람들이 계속해서 나타나고 있기 때문이다.

저자는 지난 20여 년간 맨발로 걸으며 자신은 물론 맨발로 걷는 주변 사람들까지 단기간에 놀라운 건강증진 효과를 경험한 것을 확인해왔다. 그 과정에서 맨발걷기는 단순한 운동의 차원을 넘는 삶의 원형이자 정밀한 과학의 영역에 있는 건강증진의 비법이라는 사실을 깨달았고 그 이론체계를 확립해왔다.

그 첫째는 지압Reflexology 이론이다. 숲길을 맨발로 걸으면 땅 위의 돌멩이, 나무뿌리, 나뭇가지 등 자연의 질료들이 우리의 발바닥에 산재해있는 온 몸 장기의 지압점들을 무차별적으로 지압한다는 걸 확인했다. 이에 따라 혈액순환이 왕성해지고 면역체계가 강화된다.

마치 발지압사들이 발바닥의 특정 장기의 반사구를 지압하여, 해당 장기의 활성화를 도모하듯이, 우리의 맨발걷기는 땅 위 돌멩이, 나무뿌리, 나뭇가지 등이 전 장기의 지압점들을 자연적, 무차별적으로 지압하여 온 몸 전체의 기관의 활성화를 돕고 면역체계를 강화하게 되는 것을 이름이다.

둘째는 접지Earthing 이론이다. 나무나 동물들은 물론 뭇 생명체들은 땅을 맨발로 밟고 살아야 그 생리적 체계들이 정상적으로 작동되도록 설계되어있다는 사실의 통찰이다. 바로 땅속에 무궁무진하게 존재하는 음전하를 띤 자유전자들이 생체 안으로 올라와 아래의 각종 생명활동의 촉매로 작용한다는 것이다. 그러한 사실들은 2010년 이후 미국과 폴란드, 이라크의 접지론 학자들에 의한 각종 실험과 임상논문으로 밝혀져왔다.

즉, 땅속 음전하를 띤 자유전자들이 몸 안으로 올라와 ① 모든 질병의 90%의 원인을 제공하는_{두산백과} 양전하를 띤 활성산소들을 중화함으로써 암, 고혈압, 당뇨 등 무서운 질병들의 원인을 해소해준다_{항산화작용}. ② 적혈구의 표면전하를 올리고, 세포 간의 밀어내는 힘을 나타내는 단위인 제타전위를 올려 혈액의 점성을 낮추고, 혈류의 속도를 빨리 함으로써 혈전 형성을 방지하고 심혈관·뇌질환의 위험을 예방하고 해소한다_{혈액희석작용}. ③ 에너지대사의 핵심물질인 ATP _{아데노신삼인산}의 생성을 촉진, 활력을 불어넣고 항노화와 젊음의 묘약을 제공한다_{ATP 생성과 항노화작용}. ④ 스트레스호르몬인 코르티솔 분비를 안정화시켜 숙면을 돕고 불안, 초조, 과민을 해소한다_{신경안정작용}. ⑤ 활성산소의 잃어버린 전자의 짝을 찾아줘 염증과 통증을 치유한다_{염증 통증 완화작용}. ⑥ 면역체계의 정상작동을 도와, 면역력을 증강하고 자가면역질환의 원인을 해소한다_{면역체계 정상화작용}. 이에, 저자는 땅속에 무궁무진하게 존재하는 음전하를 띤 자유전자를 '생명의 자유전자'라 부른다. 그 땅속 자유전자의 존재가 바로 뭇 생명체의 건강한 생리적활동의 전제조건이기 때문이다.

결국 현대인들이 수많은 비감염성 만성질병들은 물론 코로나19

와 같은 감염성 질병 앞에 맥없이 무너지고 있는 이유는 바로 여기에 있다. 부도체의 고무 밑창을 댄 신발을 신고, 절연체인 아스팔트, 시멘트, 우레탄, 아스콘 등 포장도로를 걷고, 고층 아파트와 빌딩 등에 살면서 24시간, 1년 365일 땅과의 접지가 차단된 상태에서 살아가고 있음에 기인한다. 바로 땅과의 접지의 차단에 따른 전자의 결핍 현상이 그 원인이라는 통찰에 이른 것이다.

따라서 그를 해결하는 가장 단순하고, 용이하고, 무해하고, 무비용의 해법은 바로 흙길 맨발걷기라는 결론에 이르게 된다. 맨발걷기를 통한 접지충전으로 땅속 생명의 자유전자를 받아들여 건강한 생리적활동과 면역체계의 정상작동을 도모함이 그것이다.

셋째, 거기에다 맨발로 걸을 때 발바닥 아치의 스프링작용, 혈액펌핑작용, 발가락의 꺽쇠작용 등이 정상적으로 작동하며 건강한 생리적활동을 담보한다는 사실도 발견하였다. 르네상스 시대 이탈리아를 대표하는 천재적 미술가이자 과학자였던 레오나르도 다빈치가 인간의 발은 인체공학 최고의 걸작품이라 지칭한 바로 그 이유이다.

그래서 맨발걷기는 단순한 운동의 영역을 넘는 인류 건강증진의 정밀한 과학이다.

④

숲길은 5무五無의
자연치유 종합병원

맨발로 걷는 우리에게 숲길은 최고의 자연치유 종합병원이다. 신발을 벗고 맨발로 숲길에 들어서기만 하면 모든 아픔이 나아지기 때문이다. 숲길은 병원과 달리 신발을 벗고 맨발로 숲길에 들어서기만 하면 입원이 되어 '입원수속'이 필요없고, '병원비'도 없다. 당연히 '의료진'도 없고 '약'도 없고, '부작용'도 없다. 그래서 숲길은 '5무五無의 자연치유 종합병원'인 것이다.

발밑의 땅은 의사가 되어 우리들의 발을 조물조물 정성껏, 기분 좋게 지압해준다. 머리 위로 떨어지는 햇볕은 간호사가 되어 고

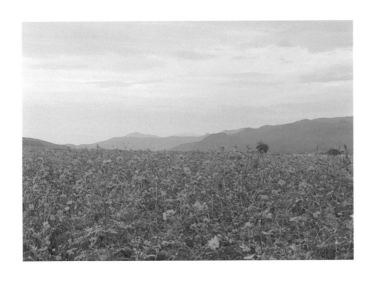

된 삶을 따스하게 위로하고 보살펴준다. 등 뒤로 지나치는 바람은 포근한 병상이 되어 내면의 긴장을 풀고 쉬게 한다.

언젠가 한 회원이 그랬다. "우리의 숲길 종합병원은 돈을 안 받아 미안하다"고. 병원에 가서 비싼 돈을 내야만 병이 치유되는 것으로 알고 있는 많은 사람들에게는 미안한 일이다.

숲길 맨발걷기가 가져오는 자연치유 효과의 가치를 돈으로 한번 환산해보자. 전문적인 지압사한테 1시간 지압을 받을 때 10만 원 정도의 돈이 든다고 한다. 우리는 숲길을 맨발로 한 번 걸을 때마다 10만 원씩 버는 셈이다.

심혈관질환의 예방을 위해 매일 한두 정씩 아스피린을 장복하는 사람이 있다고 해보자. 따지고 보면 그 비용 또한 만만치 않은 것이 사실이다. 더군다나 현재 아스피린은 뇌출혈의 원인으로 지목되고 있어 의사들까지 처방을 주저하고 있는 상황이다. 아스피린 장복으로 인해 발생하는 질병의 치료비까지 환산한다면 맨발로 숲길을 걸어 혈액이 맑아져 아스피린을 복용할 필요가 없는 사람이 얻는 이득은 굉장한 셈이다.

면역항암제를 한 번 맞는 데도 수백만 원은 든다는 것으로 들은 적이 있다. 면역항암제를 한 번 맞는다고 모든 암이 100% 완치되는 것도 아니다. 전체 암 종류 중 면역항암제가 강한 효과를 보이는 것은 몇 개 되지 않는다고 한다.

혈관 질환을 앓고 있어 혈액희석이 필요한 사람에게는 치료비가 얼마나 들까? 맨발로 걷는 사람은 일평생 혈관 질환을 앓을 일도 혈액희석제를 먹을 일도 없기 때문에 엄청난 비용을 아낄 수 있다.

2013년 미국 심장의학자인 스티븐 시나트라 박사Stephen Sinatra M.D. 팀은 숲길 맨발걷기에 따른 접지의 혈액희석효과에 대해 연구한 바 있다. 연구 결과에 따르면 10명의 건강한 사람들이 2시간 동안 접지했을 때, 혈액의 점성Viscosity이 접지 전보다 평균 2.7배가 묽어지고, 혈류의 속도Velocity 역시 평균 2.68배가 빨라진 것으로 발표되었다.

맨발걷기에는 부작용이 없다. 맨발걷기는 완벽한 천연의 면약항암제이자 무해한 혈액희석제이자 항노화제일뿐만 아니라 천연의 신경안정제이기도 하다. 또 항염증제이기도 하고 면역증강제이기도 하다.

단지 신발을 벗고 맨발로 숲길을 하루 1~2시간씩 밟고 걸으면, 아픈 곳들이 신기하게 나아진다. 건강한 이들은 더욱 더 건강해지고 젊어진다. 몸이 불편한 이들은 새로운 활력과 에너지를 충전받게 된다.

많은 이들의 간암, 갑상선암, 유방암, 혈액암, 충수암, 전립선암, 담도암 등이 맨발걷기로 치유되었다. 심장질환과 고혈압, 당뇨병 등 성인병이 호전되는 이들도 있었고 족저근막염, 무릎 관절염, 고관절·척추간 협착증 등 근골격계 통증이 완화되는 이들도 있었다. 아토피피부염은 물론 만성두통, 안구건조증, 비염, 이석증, 이명증까지 질환을 가리지 않고 맨발걷기는 효과를 증명했다. 심지어는 뇌졸중 후유증으로 왼쪽 반신이 마비되어버린 사람이 맨발로 땅과 자갈 지압보도를 걷자 수개월 만에 왼뺨부터, 왼 목, 왼팔, 왼발까지 순차적으로 풀려내린 경우도 있었다. 그가 보여준 치유의 기적은 유튜브 '맨발걷기 치유사례 9' 동영상 시리즈에서 생생하게 볼 수 있다.

신경안정제 등 약물을 과다 복용하며 하루하루 불안 속에 살아가던 어떤 회원은 오로지 '땅이 나를 살린다'는 믿음으로 맨발걷기를 시작했다. 그렇게 약물을 다 끊고 사투와 같은 노력으로 맨발걷기를 3개월 여 실천한 끝에 건강을 되찾았다. 맨발걷기를 통해 불안의 어두운 긴 터널을 빠져나와 마침내 밝고 환한 세상을 마음껏 구가하게 된 것이다.

이러한 사례들은 모두 앞서 설명한 맨발걷기의 과학적 이론들을 입증하는 증거라 할 수 있다. 맨발걷기의 지압효과와 접지효과 및 발바닥 아치와 발가락 효과 등이 시너지를 이루며 발현된 결과 치유의 기적이 일어난 것이다.

맨발걷기는 특별한 부작용도 없다. 맨발걷기를 시작한 초기에 발등이 붓거나 발에 쥐가 나는 경우도 있지만 신경 쓸 정도는 아니다. 일부 명현현상이 간혹 보고되고는 있지만 그 역시 적당한 맨발걷기로 깨끗이 치유되곤 하였다.

맨발걷기는 단순히 신발을 벗고 땅을 맨발로 걷고 즐기고 놀기만 하면, 질병이 치유되고 몸과 마음이 행복해지고 또 젊어지는 참으로 신기하고 놀라운 건강증진법이다.

이는 우리의 조물주가 우리 인간을 설계해주신 삶의 원형을 따르는 일이다. 그를 통해 우리는 조물주가 창조해주신 질병 없는 생명체 본연의 건강한 모습을 서서히 재현해나가고 있는 것이다.

5

당신의 땅은
안녕하신가?

　　　　　　사람은 천지인의 삼위일체를 이
루며 조화롭게 살아야 한다. 마땅히 하늘이 내리는 신선한 햇살
과 공기를 마시고 살아야 할 것이며 또한 땅이 주는 치유의 선물
인 땅속 생명의 자유전자를 몸 안으로 받아들이며 살아야 한다.
그래야 천지인의 삼위일체를 이룰 수 있다.
그것이 바로 생명의 전제 조건이고 조물주가 설계해놓은 생명의
축복이자 섭리이기도 하다. 이러한 삼위일체의 섭리를 따를 때
에 우리 인간은 건강한 생명체로 존재함과 동시에 주어진 삶을
아무런 질병 없이 향유할 수 있게 된다.

이를 위해 모든 사람은 땅과의 접지를 차단하는 부도체의 신발을 벗고 매일 하루 세 끼 식사를 하듯 수시로 맨발로 땅을 밟고 접지하며 땅속의 그 무궁무진한 생명의 자유전자를 받아들여야 한다. 맨발로 걸으면 건강한 삶, 병들지 않는 삶, 병으로 죽지 않는 삶 그리고 젊음의 삶을 살아나갈 수 있다.

그를 위해 모든 사람들은 땅과의 접지를 차단하는 부도체의 신발을 벗고 매일 하루 세 끼 식사를 하듯 수시로 맨발로 땅을 밟고 접지하며 땅속의 무궁무진한 생명의 자유전자를 받아들여야 한다. 그 자유전자는 몸 안으로 올라와 뭇 만성질환의 근원인 활성산소를 중화하고, 혈전의 원인이 되는 혈액의 점성을 묽고 맑게 하여 혈류의 원활한 흐름을 돕고, 활력의 근원인 ATP의 생성을 촉진하여 항상 생기가 넘치는 젊고 활기찬 삶을 약속한다. 맨발로 걸으면 건강한 삶, 젊음의 삶을 살아갈 수 있다고 말하는 이유이다.

그렇게 생명의 자유전자가 넘치는 땅은 에너지의학자 제임스 오쉬만 박사의 접지이론 논문 「전자가 항산화제로 작용할 수 있는가 - 리뷰 및 해설」의 '전자의 소스로서의 지구'에서 아래와 같이 서술하고 있다.

"널리 알려져 있지는 않지만 지구 표면이 자유전자 또는 이동전자의 무한하고 갱신되는 공급원이라는 사실은 잘 확립되어가고 있다. 지구 표면은 대기의 전기 회로에 의해 음전위로 유지되고 있다. 전자를 공급하는 대기의 전기 회로에는 세 가지의 주요한 발전원이 있다. ① 자기권 아래로 들어가는 태양풍, ② 전리층자기권 아래에 분자가 이온화되는 대기 구역, ③ 바람 및 기상 활동이다."

오쉬만 박사는 지구의 대기권 상에서 위 세 가지 요인에 의해 발생한 전자들이 내려와 지구 표면은 전자가 충만한 상태가 된다고 설명한다. 그리고 이어서 오쉬만 박사는 전도체로 이뤄진 지구 표면은 그 위의 생명체들에 끊임없이 전자를 공급한다고 밝힌다.

"지구 표면은 전기적 전도성이 있어 지표면의 대상에 계속해서 전자를 공급한다. 지구 표면의 전기전도율은 땅의 물과 미네랄 함량, 지하수면의 위치, 초목 및 기타 요인 등에 영향을 받아 장소에 따라 다르게 나타난다."

문제는 땅에 따라 전자의 전도율이 다르게 나타난다는 것이다. 따라서 우리는 우리가 맨발로 걷는 이 땅이 어떠한 조건을 갖추고 있는지도 한 번쯤 살펴보아야 할 때가 되었다. 다시 말해 내가 맨발로 서있는 땅이 지구 표면의 전자들이 원활히 공급되고 순환되는 곳인가 하는 점이다.

예를 들어 최근 새로 짓는 대도시의 신설 아파트들은 아파트 땅 지하에 주차공간을 가득 채워 만든다. 그리고 그 주차공간 위에 관상용 정원이나 흙길을 만든다. 주변 팔방이 보도블록과 아스팔트로 막혀 흙길은 외딴섬처럼 덩그러니 놓여있다. 이러한 땅에 전자가 제대로 공급될 수 있을까? 아마도 그 땅에는 생명의 자유전자가 거의 존재하지 않을 것이다. 그렇다면 그 땅을 맨발로 밟아도 접지의 효과는 제한적일 수밖에 없지 않을까?

이러한 점에서 '당신의 땅은 안녕하신가'라는 질문이 시작된다. 접지를 통해 신체에 전자를 충분히 공급할 수 있는 땅이어야 하기 때문이다. 그런 점에서 쓰레기가 묻혀있는 땅 또한 맨발걷기를 하기에 적합하지 않다. 쓰레기 매립장 인근의 땅은 비록 그 위에 고운 흙을 덮었다 하더라도, 땅속에는 썩지 않는 폐비닐과 폐플라스틱 같은 유해물질들이 무수히 매장되어 있어 우리의 접지를 차단할 수 있다. 또 그 땅에서는 메탄가스 등 각종 유해가스들이 계속해서 뿜어져나오고 있을 것이다. 그러한 부도체의 썩지 않는 쓰레기 매립지 위에 우리가 맨발로 섰을 때 과연 그 땅속에서 싱싱한 생명의 자유전자가 올라올 수 있느냐 하는 의문이다. 그 점에서도 과연 우리가 밟고 있는 이 땅이 안녕한가 하는 질문 역시 던질 수밖에 없다.

일부에서는 흙길이나 황톳길을 만들면서 공장에서 인공적으로 제조한 접착제 등을 섞은 흙을 포설하는 경우도 있다. 이러한 길은 당연히 자연 그대로의 흙길의 질감을 가지고 있지 못하고 마치 시멘트 길과 같은 단단하고 딱딱한 느낌을 준다. 이러한 길 역시 시멘트 길처럼 땅속으로부터 생명의 자유전자가 넘실대며 오르는 데 장애가 된다.

반면 얼마 전 저자가 강의를 다녀왔던 여의도 샛강에는 500m에 달하는 마사토길이 새로 조성되어 있었다. 그 땅은 어떠한 인공 소재도 가해져있지 않아 자유전자들이 펄펄 살아있는 듯했다. 지난번 방문한 원주시의 '운곡솔바람숲길'도 아름드리 소나무들이 어우러진 달디 단 자연 그대로의 흙길이 조성되어 있었다. 숲길에 들어서서 맨발로 땅을 딛는 순간 그곳이 싱싱한 생명의 자유전자가 무한히 존재하는 보고임을 확인할 수 있었다.

물론 우리의 맨발걷기 성지 제1호인 대모산이나, 치유의 성지인 금대산, 불곡산 등의 흙길, 황톳길도 자유전자의 보고임은 말할 필요도 없다. 바닷물이 찰랑대는 전국의 해변가나 아름다운 갯벌길 또한 그러하다. 또 최근 전국의 지방자치단체들이 조성하는 다양한 맨발길과 황톳길들 역시 그러하고 독자 여러분이 직접 찾는 전국의 아름다운 산야 역시 모두 그러하다.

6

건강한 삶과
존엄한 죽음을 약속한다

우리 맨발인들은 항시 생명력 넘치고 에너제틱한 삶을 살아간다. 그러나 최근 저자 주변의 사람들의 상황은 저자의 마음을 사뭇 어둡게 한다. 옛날 고교 시절 가까웠던 한 친구가 소식이 없더니, 며칠 전 미국에서 세상을 떠났다는 비보가 날아 들었다. 그 외에도 저자가 속한 단체채팅방에는 칠순을 지나며 몸과 마음이 심약해졌다는 소회를 밝히는 친구들이 자주 보인다.

평생 땅과의 접지가 차단된 삶을 살아온 그들은 몸속의 활성산소를 중화시키지 못한 탓에 몸속 곳곳에 발현된 염증을 달고 살아간다. 이러한 염증은 어느 날 암이나 심혈관 질환, 뇌질환, 고

혈압, 고혈당 등으로 발전할 위험이 높다.

또한 딱딱한 구두를 신고 걸으며 살아왔기에 근골격계의 곳곳에 질환이 생겨 통증을 호소하는 이들이 많다. 자칫 치매와 파킨슨병 등 상상하기 싫은 고약한 질병들의 엄습도 예상할 수 있다.

근래 '100세 시대'라는 말이 미디어에서 자주 회자되니, 사람들은 '나도 100살까지 살 수 있겠지?' 하고 생각하곤 한다. 그러나 2019년도 인구통계를 보면 80세까지 사는 것도 대단한 행운이고 축복이라는 생각을 지울 수 없다. 적어도 통계상으로는 그렇다.

2019년도 통계를 보면 연령별 생존확률이 다음과 같다. 70세까지 생존할 확률 86%, 75세까지 생존할 확률 54%, 80세까지 생존할 확률 30%, 85세까지 생존할 확률 15%, 90세까지 생존할 확률 5%다.

70세의 사람들은 현재 86%의 생존권에 속해 있지만, 앞으로 5년 사이 32%가 저 세상으로 가고, 80세가 되는 10년 후에는 56%의 사람이 저 세상 사람이 된다. 앞으로 10년 동안 통계적으로는 현재 생존자의 약 60% 이상이 저 세상으로 간다는 뜻이다. 그렇게 해서 90세가 되는 해에는 현재 70세 사람들 86% 중 5%만 남아 그들 중 81%가 저 세상 사람이 된다는 추정이 된다.

이와 같은 생존율도 생존율이지만, 생존한 사람들 중 과연 몇이나 건강할 것이냐는 문제가 사실은 더 중요하다. 오래 사는 것보다 중요한 것이 살아있는 동안 건강한 상태로 살아가는 것이다.

살아있더라도 병석에 누워있거나 배우자나 자식들에게 폐를 끼치는 삶이라면 그것은 건강한 삶일 수가 없다. 70세부터 병상에 누워있다가 90세에 죽는다고 가정해보자. 얼마나 끔찍한 일인가? 차라리 죽는 것만 못한 그런 삶이 될 수도 있다.

살아도 건강하게 살아야 인간으로서의 품격을 잃지 않고 존엄하게 죽을 수 있다. 이에 대해 우리의 입장을 명확히 해야 한다. 살아있을 때 건강하게 살아야 한다. 그리고 존엄하게 죽음을 맞이할 수 있어야 한다. 이런 입장을 유지하기 위해 가장 중요한 과제는 현재의 내 몸과 오늘 하루를 건강하게, 행복하게 또 당당하게 살아내는 것이다.

이를 위해 사람들은 운동도 많이 하고, 좋은 음식도 챙겨먹고, 또 영양제도 먹고, 좀 아프면 득달같이 병원으로 달려가 치료를 받곤 한다. 소위 말하는 '메디컬라이제이션Medicalization'의 삶이다. 그러나 이렇게 살더라도 대부분의 사람들은 결국 질병에 걸리고 그 고통 속에서 살아간다.

우리는 왜 질병의 질곡에서 벗어날 수가 없는 것일까? 왜 우리 인류는 지난 수천 년간 무병장수의 꿈을 꾸어왔지만 그를 못 이루고 있는 것일까? 갈수록 암환자들, 심혈관 질환자들의 숫자는 증가해왔다. 심지어 치매 환자는 지난 4년간 우리나라에서 무려 네 배 이상 폭증했다는 통계도 있다.

그러나 그 이유를 아무도 모른다. 가르쳐주지 않는다. 암의 원인도 잘 모르고 심지어 주변에 흔한 본태성 고혈압은 아예 그 원인도 모른 채 평생 약을 먹어야 한다고 가르친다. 그래야 합병증을 예방할 수 있다는 이유에서다.

그 원인을 이제 우리는 알게 되었다. 평생 부도체의 합성소재 신발을 신으며 땅과의 접지가 차단되어 자유전자의 몸속 유입이 근절된 채 살고 있기 때문이다. 그로 인해 우리 몸속에서 끊임없이 생성되는 활성산소를 중화시키지 못하고 배출시키지 못했다. 그것이 오늘날 우리가 암이나 고혈압, 고혈당 등 각종 현대문명병의 고통 속에 던져진 이유다.

자유전자의 유입이 차단되면 혈액 속 적혈구의 제타전위가 내려가 적혈구의 세포들이 엉겨붙는 혈전 현상이 초래된다. 그 결과로 침묵의 살인자라 불리우는 심혈관 질환, 뇌질환의 공습에 무방비로 노출된다. 얼마 전 타계하신 고故 이건희 회장이 바로 이런 경우였다. 아무리 우수한 의료진이 24시간 바로 옆에 대기하고 있다 하더라도, 내 몸 혈액 속 혈전의 문제는 근원적으로 해결할 방법이 없었던 것이다.

그러나 우리는 안다. 맨발로 땅을 단 10분만 밟아도 그 끈적끈적하던 혈액이 물처럼 묽어진다는 것을. 이는 땅속 자유전자의 유입 덕분이다. 그렇기에 모든 답은 땅과의 접지회복에 있다.

또한 에너지 대사의 핵심물질인 ATP가 생성되려면 전자가 필요하다. 우리는 평소 신선한 야채나 과일 등으로부터 전자를 받을 수도 있는데 식사를 통해 받아들이는 전자의 양은 매우 제한적이다.

반면 땅을 맨발로 밟으면 무궁무진한 자유전자가 몸 안으로 올라와 ATP를 끊임없이 생성시켜준다. 맨발로 걸으면 활력이 넘치고 에너제틱해지는 이유이다. 한마디로 맨발걷기는 항노화와 젊음의 묘약이다.

유감스럽게도 이러한 숲길 맨발걷기의 경이로운 치유효과와 항노화효과에 대한 본격적인 연구는 여전히 부족한 실정이다. 미국 등지에서 일부 의사들에 의한 개별적인 임상실험이 진행된 바는 있으나, 그외에는 아직 그 어느 누구도 본격적인 연구나 입증을 하지 못했다.

그렇기에 저자의 '맨발걷기숲길힐링스쿨' 회원들은 그 첫 번째 생명의 길을 열어가고 있는 축복받은 선두 프론티어 집단이 되고 있다 믿는다. 우리 회원들의 이 치유기록과 건강한 삶을 영위한 결과는 맨발걷기의 효능을 증명하는 중요한 임상결과가 될 것이다. 동시에 우리 국민은 물론 인류 전체의 건강한 삶을 향한 훌륭한 롤모델이 될 것이다. 우리는 조물주가 설계해주신대로의 삶의 원형인 맨발걷기의 삶의 방식을 그대로 따라가고 있기 때문이다.

그런 의미에서 80세까지 사는 것만도 행운이라고 지레 단정하지 말고 당장 숲길을 찾아 맨발로 나서보기 바란다. 봄기운이 충만한 숲길에는 얼었던 땅을 뚫고 파릇파릇한 새싹이 힘차게 솟아오르고, 곳곳에 꽃들이 만개하며 생명의 축제가 처처에서 벌어지고 있다.

촉촉한 숲길을 걷는 우리는 땅속으로부터 생명의 자유전자를 받으며 매일매일 축제의 삶을 살아간다. 숲길을 맨발로 걷는 것은 그 자체가 즐거움이고 긍정이고 감사이고 행복이다. 그래서 숲길 맨발걷기는 우리가 살아있는 동안 건강하고 행복하게 살기 위한 최적, 최선의 길이기도 하다.

독자 여러분들 모두 '맨발걷기는 건강한 삶과 존엄한 죽음을 약속한다'는 명제를 머릿속에 되새기며 앞으로 우리에게 닥쳐올, 또는 이미 닥쳐온 노년을 맨발로 걸으며 건강하게 살아갈 것을 다짐하는 의미있는 시간이 되기를 바란다.

7

아름답게 살다
깨끗이 지는 동백꽃처럼

어느 봄날 '맨발걷기국민운동본부' 인터넷카페에 갓 피어난 하얀 목련꽃 사진이 올라왔다. 그 순백의 아름다움에 이끌린 것이리라. 목련은 참으로 아름답고 우아하고 고결한 생명체이기에 꽃의 성질 그 자체를 대변하기도 한다.

소설가 김훈은 『자전거 여행』이라는 책에서 "목련꽃은 등불을 켜듯이 피어난다. 자의식 강한 모습으로 한사코 하늘을 향해 봉오리를 치켜올리고 있다"고 했다. 그래서인지 목련의 꽃말은 '고귀함'이다.

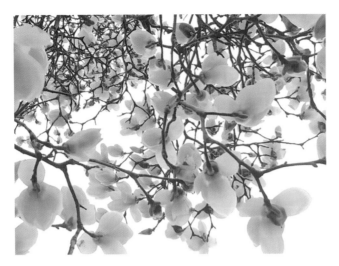
고귀한 자태를 자랑하는 목련

그러나 그 아름다운 꽃은 피어난 지 겨우 5일 만에 진다. 누렇게 변색하여 하염없이 땅에 떨어진다. 그 순백의 고결함을 잃어버린 채 누렇게 변해 떨어진 모습은 보기에도 딱 할 정도다.

시인 나태주는 「목련꽃 낙화」에서 이를 두고 다음과 같이 노래하였다.

　　　　새하얀 목련꽃 흐득흐득
　　　　울음 삼키듯 땅바닥으로
　　　　떨어져 내려앉겠지.

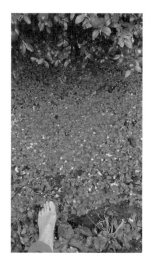

화사하게 피고 지는 동백꽃

전술한 김훈의 책에서도 "목련은 질 때는 꽃 중에서 가장 남루하고 참혹하다. 누렇게 말라비틀어진 꽃잎은 나뭇가지에서 너덜거리다가 생로병사를 다 치르고 바람에 날려 땅바닥에 떨어진다. 말기암 환자처럼 죽음이 요구하는 고통을 다 바치고 나서야 비로소 떨어진다"고 했다.

사실이다. 짧은 생에 동안에 나타나는 그 피어남과 죽음이, 너무나 극적으로 대비되는 참담함이다.

그에 반에 동백꽃은 어떤가? 정열의 꽃, 동백은 나무에서 화사하게 피어난다. 그리고 떨어질 때 조금도 그 자태를 흐트러뜨리지 않은 상태에서 깨끗하게 툭 떨어지고 만다. 절정의 순간에 한 줌

미련 없이 꽃잎을 간직한 채 통째로 떨어지는 동백꽃은 '가야 할 때가 언제인지를 분명히 알고 가는 이의 뒷모습'을 연상케 한다. 그렇다고 그것이 끝인 것도 아니다. 동백꽃은 두 번 피어난다고 했던가? 한번 꽃잎을 떨어뜨린 동백꽃은 땅 위에서 다시 붉은 꽃잎을 세우고 노란 꽃술들을 곧추 세운 채 피어나듯 살아난다.

시들어 떨어진 목련꽃은 이미 그 아름다움을 잃고 누렇게 변색되어 땅에 떨어진 채 사람들에 의해 발로 밟힌다. 반면 동백꽃은 땅에 떨어져서도 깨끗한 그 자태를 뽐내기에 사람들은 밟지 않고 조심조심 피해간다. 그래서 동백꽃은 검붉은 빛깔의 정열적인 자태를 유지한 채 땅 위에서 다시 살아날 수 있는 것이다.

우리 인생을 한번 비교해 보자. 한평생 귀한 삶을 살다가 누릴 것다 누린 사람이라 할지라도 건강관리를 제대로 하지 않으면 어느 날 암에 걸리고 뇌졸중, 당뇨, 치매 등에 걸려 그때부터 병원, 요양원을 전전하며, 가족들에게 폐를 끼치는 신세로 전락하고 마지막에는 비참한 죽음을 맞이한다. 그 아름답고 당당하던 권세도, 권위도 어느 날 참담하게 땅바닥에 떨어지고 만다. 그 모습은 목련의 최후를 닮은 모습이라 할 수 있다.

반면 매일 숲길을 맨발로 걸으면, 적어도 우리는 살아있는 동안 내내 확실하게 건강을 유지하고, 즐겁고 행복하게 살아가게 될 것이다. 어떠한 병도 예방되고 설령 걸렸다 하더라도 많은 사람들이 증언하듯, 맨발로 걷는 한 곧 치유될 것이다. 그리고 젊어지고 회춘할 것이다. 맨발로 걷는 한 우리 모든 사람들에게 건강하고 행복한 삶이 예정되고 담보되어 있다.

죽음에 이를 때까지 맨발걷기를 유지하면, 마치 동백꽃이 아름답게 피어있다가 죽을 때가 되면 아름다운 그 모습 그대로 뚝 떨어지듯이, 우리도 수를 다할 때 한 순간에 깨끗하게 떨어질 것이다. 그리하여 가족들과 친척들에게, 친구들에게, 주변에 아름다운 사람으로, 멋진 사람으로 영원히 기억될 것이다.
동백꽃과 같은 그런 건강한 삶과 아름다운 죽음을 우리 맨발인들은 가지게 될 것이라 믿어 의심치 않는 이유다. 맨발걷기는 그러한 삶과 죽음의 여정을 예비하고 있다. 동백꽃의 마지막 일생에서 우리는 '맨발걷기를 통한 건강한 삶과 존엄한 죽음의 예비'의 중요성을 다시 한 번 배우고 깨우친다.

8

코로나19 팬데믹과
미래 감염병X에 대한 해법

맨발걷기는 조물주가 설계해놓은 삶의 원형대로 맨발로 걸음으로써 건강한 삶을 살아갈 수 있다는 전제에서 출발한다.

실제 조물주는 우리 인간을 완벽하게 설계해놓으셨다. 낮에는 맨발로 거친 들판길을 걷고 뛰며, 채집하고 사냥하여 가족들을 먹여살리고 밤에는 피곤함 없이 건강한 생식활동을 할 수 있도록 그렇게 설계해놓으셨다.

따라서 인간은 조물주가 설계해놓은 생체 환경과 리듬에 따라 생활하여야 한다. 아침 일찍 일어나 해가 있는 낮 동안 건강하게 맨발로 일하고, 해가 진 후에는 집에서 가족들과 식사하고 도란 도란 즐기면서 일찍 잠자리에 들도록 그렇게 생체리듬을 만들어 놓은 것이다.

따라서 우리는 이러한 조물주의 설계도대로 맨발로 걷고 규칙적인 생활을 할 때 건강한 삶을 살 수 있는 것이다. 그것은 마치 나무가 땅속에 깊이 뿌리를 박고 살 때 건강하게 생장하는 것과 마찬가지다. 우리 인간도 조물주가 설계해놓은대로 맨발로 걷고 생체리듬에 맞는 규칙적인 생활을 해야만 건강한 삶을 이어갈 수 있다.

그런데 만약 조물주의 설계도에서 벗어난 삶을 산다면 어떻게 되겠는가? 당연히 우리의 생체리듬이 흐트러지고 신체와 정신의 당초 설계된 질서가 무너질 것임은 자명한 일이다. 여기서 가장 큰 이슈가 바로 땅과의 접지의 여부다.

당초 인간을 설계할 때 조물주는 인간이 매일 맨발로 걷고 뜀으로써 땅속의 자유전자를 몸속으로 받아들이도록 설계하였다. 이를 통해 활성산소를 중화시키며 혈액을 맑고 묽게 유지하도록 하였을 뿐만 아니라 에너지대사의 핵심물질인 ATP의 생성을 촉진시키게끔 하였다. 또한 외부의 병원균이나 바이러스로부터 스스로를 방어하도록 준비된 면역계의 정상작동을 가능케 하는 등 건강한 생체 활동이 이루어지도록 설계해놓았다.

그런데 현대에 들어와 우리 인간들은 부도체인 신발을 신고 살

뿐 아니라 땅과의 접지가 차단된 고층 건물이나 빌딩에서 거주하는 등 생활환경 자체를 바꿈으로써, 1년 365일을 땅과 접지가 차단된 상태에서 살아가기 시작했다. 그 결과 사람들은 수많은 암과 심혈관 질환, 고혈압, 고혈당, 치매, 알츠하이머와 같은 비전염성 현대 문명병들로 고통받게 된 것이다.

그것도 모자라 인간의 면역력이 갈수록 약화되면서 새로운 전염성 감염병들이 인간을 위협하게 되었다. 얼마 전까지 전 세계를 멈추어놓았던 코로나19 팬데믹이 바로 새로운 감염병의 대표적인 예이다.

이러한 신규 전염성 감염병의 공습은 인간이 원래 조물주가 창조해놓은 그러한 설계도대로 또는 그런 원칙대로 살아가지 않은 데 대한 조물주의 심각한 경고라 할 수 있겠다. 더 이상 조물주에 의해 설계된 생활방식으로 돌아가지 않는다면, 인간들은 면역계 자체의 부작동으로 갈수록 더 심각한 전염성 감염병으로 무너져 내릴 것이라는 사실을 엄중하게 경고하고 있는 것이다.

코로나19 팬데믹 사태로 전 세계가 멈추어 서자, 그제야 사람들은 이러한 문제의 심각성을 인지하기 시작했다. 코로나19 팬데믹의 재현을 막기 위해 그 전과 후로 나누어 그에 맞는 새로운 세계적 질서의 재편을 위해 다같이 노력해야 한다라는 이야기가 연일 시중에 회자되고 있다.

그러나 안타깝게도 그 해결책은 오로지 이 코로나19 팬데믹을 예방할 수 있는 백신을 개발하고, 그 치료제를 개발하는 데 초점이 맞춰져있다. 그것은 사실상 과거 질서의 재편이 아니라 그 연장에 불과한 것이라 하겠다.

실제 현대문명병이 생기기 시작한 19세기 이후 지금까지 수많은 질병들이 새로이 생겼다. 새로이 생긴 현대문명병들을 치료하기 위해 현대 의학계, 제약계는 끝없는 연구와 노력을 다해 수많은 약물과 치료제들을 발명했다. 특히 각종 전염병 백신의 발명으로 인간의 수명은 그만큼 연장되는 놀라운 성과를 내었음 역시 부인할 수 없다.

그러나 각종 질병들로부터의 고통은 끊이지 않고 있다. 갈수록 더 많은 사람들이 암과 고혈압, 고혈당, 치매, 알츠하이머 등으로 쓰러져가고 있다. 그것도 모자라 이제는 코로나19 팬데믹과 같은 급성전염병이 전 인류를 휘감고 있다. 그런데도 그 어느 누구도, 그 어느 국가도 그 근본적인 원인을 찾는 일은 외면하고 있다. 오늘날 그 어느 누구도 그 원인이 무엇인지, 왜 그러한 전염병이 발생되었는지에 대해 성찰하려는 노력을 기울이지 않고 있는 것이다.

왜 이번 코로나19 팬데믹의 여파로 혈액이 진득진득하게 뭉쳐져 급사하는 상황들이 생기고 있는지, 왜 수많은 코로나19 팬데믹 환자들 중 유독 나이가 많은 노년층들의 희생이 높은지에 대한 성찰이나 원인의 규명을 위한 치열한 노력들이 전개되지 아니하고 있는 것이다.

그 질병의 원인을 밝히지 못한 상태에서 나오는 백신이나 치료제는 일시적인 대증요법에 불과한 것이다. 또 다시 변형된 바이러스가 나오게 되면 또 다시 새로운 질병에 감염될 것이기 때문이다. 끝없는 바이러스와의 전쟁이 계속될 것이라는 것이다.

그 근본적인 해법은 인간의 면역력을 당초 조물주가 설계해놓은 대로 강화시키는 길밖에 없다. 다시 말해 조물주가 설계해놓은 방식대로 그 삶의 원형을 찾아나감으로써 인간의 면역력을 강화시키는 것이다. 이를 위해 우리는 맨발로 걷고 땅과 접지해야 된다. 마치 튼실한 나무들이 땅에 깊이 뿌리를 박고 있듯이 우리 인간들도 이제까지 차단된 채 살고 있는 땅과의 접지를 원천적으로 회복해야 한다.

다시 한 번 돌이켜보자. 현대의 인간은 땅과의 접지가 철저하게 차단된 채 살아가도록 부도체의 고무 밑창을 댄 신발을 하루 종일 신고 살아간다. 그리고 우리가 걷는 길들 역시 거의 대부분 부도체의 시멘트와 아스팔트로 포장되어있다. 심지어는 우리 근교의 숲길들조차도 지금 거의 대부분 부도체인 야자매트로 덮여가고 있다. 그야말로 전 국토가 숨 막히는 상황으로 덮여가고 있는 것이다.

거기에다가 우리 현대인들이 살고 있는 집들은 전부 다 양옥이다. 옛날의 황토집이 아니다. 부도체인 시멘트나 대리석으로 지어진 고층 건물들 역시 철저하게 땅과의 접지가 차단되어, 하루 24시간 내내 접지가 차단된 채 살아가게 되어있다. 마치 나무가 24시간 땅에 뿌리를 박지 못하고 뽑혀진 채 말라가고 있는 현상과 다를 바가 없는 것이다.

저자는 양파를 갖고 이러한 현상에 대해서 직접 실험한 바 있다. 접지가 이뤄진 양파와 이뤄지지 않은 양파 두 개체를 대상으로 한 실험에서 접지되지 않은 양파는 불과 1~3주 만에 몸통 자체가 썩어 무너져내리는 것은 물론 양파가 담긴 물까지 완전히 부패하는 상황을 보여주었다. 반면 접지가 된 양파는 당초의 깨끗하고 건강한 모습을 그대로 유지했다. 양파가 담긴 물 역시 접지된 상태에서 깨끗한 상태를 유지하였다. 접지된 양파는 건강한 뿌리를 5~6가닥 내리고 있는 모습까지 확인할 수 있었다.

우리 현대인들의 모습은 두 개의 양파 중 어느 쪽에 가까운 모습이라 할 것인가? 현대인들이 병들고 나이 들면서 몸이 무너져내리는 상황이 마치 접지되지 않은 양파의 모습을 닮았다는 생각이 들지 않는가?

여기서 우리는 근본적인 해법이 무엇인지를 확인할 수 있다. 우리는 조물주가 설계해주신대로 맨발로 걷고 접지하는 생활로 돌아감으로써, 마치 접지된 양파가 건강한 모습을 유지하듯 또 땅속에 깊이 뿌리를 내린 나무들이 힘차게 생장하듯, 건강한 인간 삶의 원형을 회복할 수 있는 것이다.

그래야 오늘날 우리를 절망케 하고 있는 수많은 현대문명병들로부터 자유로워질 수 있다. 우리의 면역계가 정상작동함으로써 근원적인 면역력이 강해져, 코로나19 팬데믹과 같은 전염성 감염병으로부터도 스스로 이겨나갈 수 있는 원천적인 힘이 생겨나게 될 것이다. 지난 3년 여 동안의 코로나19 팬데믹이 우리들에게 주고 있는 교훈은 바로 이것이다.

다시 말해 백신과 치료제는 근원적인 해결책이 아닌 일시적인 해법에 불가한 것이다. 만약 맨발걷기의 생활화와 접지라는 근원적인 해법을 실시하지 않으면, 끝없이 새로운 감염병과의 싸움이 지속될 것이다. 왜냐하면 몸 안에 끝없이 생성되는 활성산소들이 끊임없이 새로운 돌연변이 세포를 만들어내고, 면역계가 제대로 작동하지 않아 면역력은 한없이 약화되게 될 것이기 때문이다.

우리는 맨발로 걸으며 그 활성산소를 근원적으로 중화, 소멸시키고, 혈액 역시 깨끗하고 맑게 정화시키면서 왕성한 에너지 대사로 건강한 생체리듬의 근간을 만들어나가야 할 것이다. 그리고 땅속의 자유전자를 받아 우리의 면역계가 정상작동하도록 끊임없이 맨발로 걷고 접지충전을 해나가야 할 것이다.

이는 지난 수년간의 코로나19 팬데믹이 우리 인간사회에 내리고 있는 명징한 경고이자 교훈이다. 동시에 미래 도래할 감염병X를 이겨내는 근원적인 해법이 될 것이다.

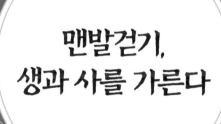

2장

맨발걷기,
생과 사를 가른다

1

고도의 현대문명,
땅과의 단절로 병든다

　　저자는 오랜만에 15시간 넘게 비
행기를 타고 미국 마이애미로 날아왔다. 비행기가 발명되어 사
람들이 전 세계를 여행할 수 있게 된 것은 현대문명의 대표적 성
취 중 하나다. 인류의 활동의 폭을 한 국가에서 전 세상으로 확장
시킨 놀라운 발전이다. 현대 과학의 발전은 인류의 삶에 엄청난
긍정적 영향을 미쳤는데, 저자가 하루 만에 지구 반대 쪽 미국으
로 날아올 수 있었던 것 또한 그 결과라 할 수 있다.

비행기로 하늘길을 연 것을 포함해 거의 모든 현대문명의 상징
이 된 미국은 전국의 고속도로망이 8차선, 10차선으로 거미줄처
럼 연결되어있다. 그리고 어느 도시이건 도로와 보행로가 모두

아스팔트와 시멘트로 덮여있다. 그 어디에도 흙길은 찾아볼 수가 없다. 사람이 맨발로 흙길을 걷는다는 생각 자체를 감히 상상도 못하도록 모든 길들이 아스팔트로, 시멘트로 철저히 포장되어있는 것이다. 이것이 세계 최고의 문명국가의 모습이다.

실제 저자가 머물고 있는 마이애미의 집은 아름다운 호수와 정원으로 둘러싸여 있지만, 그 호숫가에는 수영금지, 접근금지, 야생동물 조심 등 경고판이 부착되어 있고 단지 내 보행로는 하얀 시멘트 길로 완벽히 포장되어 있다.

이런 상황에서라도 맨발로 걷고 싶은 저자는 열심히 잔디밭을 찾아 그 안으로 들어갔다. 하지만 막상 잔디밭을 맨발로 걸어보니 잔디가 키도 크고 거칠 뿐만 아니라, 도마뱀, 이구아나 등이 그 속을 돌아다니고 있어 은근히 불안했다. 그러다보니 결국 시멘트 보행로를 따라 맨발로 걸어야 하는 안타까운 처지를 그 곳 미국에서 경험하게 되었다.

거대한 문명국가인 미국의 국민들은 그 광활한 땅 어디나 돌아다니며 여유롭게 살아가고 있지만, 안타깝게도 맨발로 걸을 수 있는 환경은 거의 제로인 상태에 놓여있다. 그 결과 자타가 공인한 최고의 문명국가임에도 불구하고 국민 1/3 이상이 고도비만에 걸려있다. 그리고 무수한 사람들이 사망률 1위의 심혈관 질환과 사망률 2위의 암질환으로 고통받고 있다.

문명의 배반이라 할까? 땅과의 접지 차단이 초래하고 있는 현대

문명인들의 무서운 현실이다.

미국에 도착한 다음 날 저자는 우리의 상상 속 꿈의 해변으로 자리하고 있는 마이애미비치를 찾았다. 하지만 실제로 본 마이애미비치는 우리나라의 여느 해변의 모습 그 이상도 이하도 아닌 평범하고, 실제는 더 쇠락한 모습을 보여주고 있었다.

여전히 많은 미국인들이 해변가에서 한가롭게 바닷가의 풍경을 즐기고 있었지만, 그 대부분이 비만한 미국인의 현실을 그대로 드러내보이고 있었다. 또한 그 누구에게서도 우리의 회원들이 찬탄하고 감동하는 바닷가 슈퍼어싱의 희열과 치유의 환희에 젖어있는 모습은 보이지 않았다.

바닷물에 들어가는 일부 사람들 외 대부분의 사람들은 바닷물에서 멀찌감치 떨어진 모래사장에서 햇볕을 쪼이거나 가져온 음식들을 나누고 대화를 즐기다 자리를 뜨는 모습이었다. 삶의 생동감과 환희는 찾아보기 어려운 쇠잔한 삶의 모습을 거기서도 확인할 수 있었다. 땅과의 접지가 주는 그 경이로움은 물론 바닷가 접지가 주는 슈퍼어싱의 희열을 모르는 무지가 빚어내고 있는 현대문명의 뒤안길 그 쓸쓸함과 고적함이었다.

물론 그들은 또 다른 현대문명의 상징인 의학산업과 제약업이 발달되어 어떠한 질병이든 다 치유할 수 있다는 전제 아래 살아가고 있다. 하지만 실상은 그리 긍정적인 것만은 아니다. 무수한 사람들이 각종 심혈관 질환으로 생명을 잃거나, 비만과 암으로 평생을 고통받으며 살아가야 하니 말이다.

하지만 우리는 알게 되었다. 맨발로 땅을 밟으면 누구든 건강해지고 치유될 수 있다는 엄연한 진리를……. 땅을 맨발로 밟을 때 땅 위에 놓인 돌멩이, 나무뿌리, 나뭇가지 등이 발바닥의 무수한 지압점들을 자극해 지압효과를 극대화함으로써 일상의 건강을 증진시킬 뿐만 아니라 몸의 면역력을 강화시켜준다.

또한 땅속의 음전하를 띤 자유전자들이 몸 안으로 올라와 모든 염증과 질병의 근원인 양전하를 띤 활성산소를 중화시킴으로써 염증의 해소는 물론 각종 암과 고혈압, 당뇨병 등 무수한 만성질환들을 치유한다.

그뿐 아니라 몸속으로 들어온 자유전자는 적혈구의 표면전하를 올리고 제타전위를 올려 혈액의 점성을 낮추고 혈류의 속도를 평균 2.68배 올려 혈전의 생성을 방지함으로써 그 무서운 심혈관질환과 뇌질환들을 예방하고 치유한다.

또한 자유전자는 에너지대사의 핵심물질인 ATP생성을 촉진함으로써, 활력을 증진하고 항노화와 젊음의 묘약을 제공할 뿐 아니라 스트레스호르몬인 코르티솔 분비를 진정시킴으로써 천연의 신경안정 효과를 가져온다. 염증과 통증의 치유와 함께 우리의 면역계가 정상작동 하도록 도와준다는 사실도 확인되었다.

거기에다 땅을 맨발로 밟을 때 발바닥 아치의 스프링작용으로 근골격계를 싸고 있는 근육들이 말랑말랑해짐으로써 각종 근골격계 질환들이 해소되고 예방된다. 또한 발바닥 아치의 압축, 이완에 맞추어 발등을 가로지르는 대동맥이 열렸다 닫혔다 하면서 혈액펌핑작용을 함으로써 제2의 심장 작용도 가능케 하여, 전 몸속 혈류의 활성화를 촉진하게 된다.

그리고 맨발로 땅을 걷게 되면 발가락이 부챗살처럼 퍼지면서 몸의 정자세를 가능케 하여 각종 근골격계 질환들로부터 우리를 자유롭게 할 뿐만 아니라 두뇌 쪽 혈류의 장애로 비롯되는 치매, 알츠하이머, 파킨슨병 등으로부터의 예방도 가능케 한다. 경이로운 맨발걷기의 치유효과들이다.

현대의 고도화된 문명 속에서 살아가는 이들은 무서운 만성질환들로 신음하고 죽어가고 있다. 그 이유는 바로 이러한 단순, 용이, 무해, 무비용한 맨발걷기와 접지 활동이 가져오는 경이로운 예방과 치유의 메커니즘을 모른 채 오로지 약물과 주사제, 수술 등의 대증적 처치에만 함몰되어있기 때문이다.

이제 우리는 그러한 사실을 세상에 널리 알려야 한다. 현대 문명병의 고통 없는 건강한 삶의 향유는 맨발로 흙길을 걷고 접지할 때만 진정으로 또 근원적으로 가능해진다는 이 놀랍고 엄중한 사실을……. 맨발걷기와 접지에의 교육과 계몽은 우리 맨발인들과 맨발걷기국민운동본부에게 주어진 인류애적 소명이자 엄중한 시대적 과제로 등장하고 있다.

2

아름다운 삶과
존엄한 죽음들

　　　　　　　　저자는 맨발걷기국민운동본부의
이념이 이타행과 우분투의 정신을 통한 질병의 고통 없는 건강
한 삶을 이루자는 데 있다고 말해왔다. 그 이면에는 건강한 삶과
동시에 존엄한 죽음을 이루자는 우리의 목표가 상존한다.

삶과 죽음이 전혀 다른 세상이긴 하지만 삶은 언젠가 반드시 죽
음으로 이어지게 되어있다. 하지만 그 과정은 사람마다 천양지
차가 있고 또 그 과정이 수많은 질병으로 점철되어 고통스럽기
까지도 함을 우리는 주변에서 종종 목도하곤 한다.
우리가 살아가면서 가져왔던 아름다움과 존엄함을 다 놓아버리

고 때로는 인간으로서 마지막까지 지켰으면 하는 금도까지도 다 놓아버린 가운데 고통스럽게 일생을 마감하는 일이 우리 주변에 너무나 많다.

그래서 우리 맨발걷기국민운동본부는 우리의 삶이 아름답고 건강할 뿐만 아니라 그 죽음까지도 아름답고 존엄해야 한다는 당위를 항상 염두에 두고 그러한 삶으로 그러한 죽음으로 이어지기를 노력하고 또 기원하고 있다. 맨발로 걷는 세상에서는 그것이 가능한 이야기리라 믿기에 우리는 실천해나가고자 하는 것이다.

우선은 그동안 있었던 몇 분의 아름다운 죽음과 그 이면의 아쉬움에 대해 서술하고자 한다.

3년 전 당시 94세의 고령이셨던 저자의 장인어른은 여름 한 달 이상을 계속 주무시고 계셨다. 이에 가족들은 임종이 다가왔음을 느끼고 그 준비를 하고 있었다. 이때 저자는 장인어른께 접지를 시켜드리면 살아나실 수 있겠다는 생각을 하였고, 그 방법을 실천하였다.

놀랍게도 장인어른은 접지시켜드린 지 일주일 만에 자리에서 일어나셔서 건강을 되찾으셨다. 그리고 그로부터 2년을 더 건강하게 지내신 장인어른은 2022년 9월 초 어느 날 아름답게 이승을 떠나셨다.

떠나시기 이틀 전에도 저자와 건강한 음성으로 통화를 하셨다.

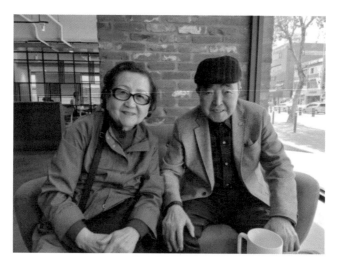

저자의 장인어른과 장모님

저자가 유튜브 방송에서 이런 내용을 전할 정도로 장인어른은
건강을 유지하고 계셨다.

장인어른은 평소와 같이 댁에서 장모님께서 준비하신 저녁을 맛
있게 드시고 주무시다, 그 날 밤 아무 일 없으셨다는 듯 편안하게
떠나셨다. 아침에 일어나보니 주무시듯 돌아가셨다는 것이다.

위 사진은 돌아가시기 불과 2주 전의 고인과 참으로 다정하신 87세
의 장모께서 같이 찍으신 것이다. 우리 모두 이러한 아름다운 노
후를 기약하자는 의미에서다.

장인어른의 별세는 수壽를 다하신 아름다운 죽음이 아니었을까

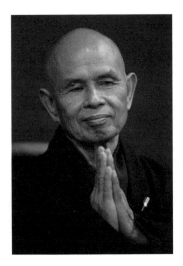

틱낫한 스님(1926-2022)

싶다. 그 분은 군인으로서, 또 국가 공복으로서 96세의 성공적인 삶을 마치시고 편안하게 영면하셨으니, 황망함 중에도 저자는 '세상에서 가장 아름다운 죽음'의 한 모델이라는 생각을 하였다. 이는 저자가 추진하고 있는 '맨발걷기 국민운동'이 지향하는 삶과 죽음의 형태이기도 하다.

이밖에도 최근 우리는 전 세계인의 스승이기도 했던 두 어른의 안타깝지만 아름답기도 하고 결연하기도 한 죽음을 마주하게 되었다.

한 명은 세계 불교계의 큰 스승이었고 살아있는 부처의 한 분으로 불리셨던 틱낫한 스님이다. 스님은 베트남전 반전운동을 하다가 프랑스로 건너가 수행공동체인 플럼빌리지Plum Village를 만들어 평생 중생들의 제도에 전념하셨다.

그 과정에 마인드풀니스Mindfulness, 즉 항시 '깨어있음'이나 '마음챙김'을 수행의 한 방편으로 삼아 도반들과 함께 걷기명상을 강조하고 실천하셨다. 물론 맨발이 아니었고, 항시 검은 고무신을 신고 걸으셨다.

그러다 지난 2014년 뇌출혈을 앓게 된 이후 말씀을 제대로 할 수 없게 되자 2018년 고국인 베트남으로 돌아가 베트남 중부의 한 사원에서 머물다가 2022년 95세의 일기로 열반하셨다.

또 다른 한 명은 우리나라 최고의 지성이셨던 이어령 교수의 타계다. 고故 이어령 교수는 3년 전쯤 암 선고를 받았지만, 방사선 치료와 항암치료 등 암과 싸우기 위한 모든 병원 치료를 거부하고, 병을 관찰하며 친구로 지내고 있다고 말하곤 하셨다.

그렇지만 언론에 간혹 나는 모습을 뵈면 집안에서도 항시 반짝이는 구두를 신고 있는 모습을 보이셨다.

저자가 저서『맨발로 걸어라』를 손편지와 함께 전해드리며 맨발로 집 마당 잔디밭이라도 밟으시도록 권해드렸지만 아쉽게도 이어령 교수는 그를 따르지 않으셨다. 그리고 결연히 암에 맞서는 모습을 견지하셨다.

또한 언론인 김지수와의 인터뷰를 통하여 『이어령의 마지막 수업』이라는 아름다운 책을 펴내셨다. 이후 그녀를 통해 소리꾼 장사익과의 마지막 콘서트를 즐긴 일화를 공개하기도 했다.

"깜깜한 밤중이었네. 내가 가장 외롭고 괴로운 순간이지. 문을 두드리는 노크 소리가 들렸어. 누군가 하고 봤더니 노래하는 장사익이야. 그이가 집에서 쓰던 기계를 다 챙겨와서 내 앞에서 노래를 불러줬다네. 1인 콘서트를 한 거야. 이 풍진 세상을 만났으니 너의 소원이 무엇이냐……. 한 곡이 끝나고 또 한 곡…… 당신은 찔레꽃, 찔레꽃처럼 울었지……. 너무나 애절했어. 너무나 아름다웠지. (침묵) 이런 아름다운 세상이 계속됐으면 좋겠어. 글로 써주게. 사람들에게, 너무 아름다웠다고, 정말 고마웠다고."

한 인간의 죽음이 이렇게도 아름다울 수 있을까? 모든 고통을 다 아우르고 꽃처럼 활짝 핀 죽음을 완성했으니……. 참으로 멋진 삶을 살고 이렇게 아름다운 죽음을 완성하셨으니 이어령 교수는 존엄한 죽음의 롤모델로 불리기에 조금도 손색이 없어보이신다. 아니 그 이상이다.
감히 범접할 수 없는 위엄과 아름다움 속에서 그는 가족들에게 둘러싸인 가운데 암이라는 고통과 죽음을 관조하며 평화롭게 세상을 하직하셨다.

다시 한 번 위 세 분 어른들의 애석한 타계에 삼가 깊은 조의와 애도를 표해 마지않는다.

3

아름다운 죽음들,
그 이면의 아쉬움

전술한 세 분의 아름다운 죽음과 그 이면을 관통하는 건강상 문제점들에 대해, 저자 나름의 통찰과 시사점을 나누고자 한다.

우선 저자의 장인어른인 고 임재황 님의 삶의 모습에서 얻는 통찰이다. 고인은 지난 50여 년을 하루도 빠지지 않고 하루 1만 보의 걷기운동을 하셨다. 비가 오나 눈이 오나 매일 신발 끈을 동여매시고 집 부근의 공원길도 걸으시고 등산도 하시고 오찬 후에는 꼭 차를 타지 않고 걸어서 귀가하는 등 걷기운동을 평생의 건강법으로 삼으신 어른이셨다. 그래서 친구 분들을 다 먼저 보내시고, 96세까지 건강하게 장수하실 수 있었던 것이다.

하지만 고인은 30여 년 전인 60대 중반부터 당뇨병을 앓으셨다. 1990년대 초 저자가 헝가리로 부임했을 당시였는데, 몸무게가 다 빠지고 얼굴이 검게 변하는 등 곧 세상을 뜰 것 같은 심각한 위기를 겪으셨다. 그래서 하루빨리 유럽 구경을 시켜드려야 한다는 생각 때문에 헝가리로 부임하자마자 한 달간 모신 바 있다. 다행히 매일 인슐린 주사를 맞으며 혈당관리에 혼신의 노력을 다하였고, 평생 당뇨의 어려움 속에 건강을 지켜나가셨다. 하지만 구순이 다 될 즈음 다시 뇌출혈이 생겨 병원에의 입퇴원을 거듭하셨다. 한때 말씀도 행동도 어눌해지셨던 적이 있다.

평생 맨발이 아닌 신발을 신는 걷기운동을 하셨기에, 땅속 자유전자와 차단되신 것이 그러한 만성질환의 원인이었다. 땅과의 접지차단에 따른 전자결핍 현상으로 몸 안의 활성산소가 빠져나가지 못하고, 인슐린 저항성을 낮추지 못하였고 그로 인해 당뇨로 한시도 안심할 수 없는 한계선상에서 사신 것이다.
또한 활성산소에서 기인한 과산화지질 등의 찌꺼기가 혈관 속에 침착함과 동시에 혈액의 제타전위Zeta Potential가 낮아져 혈액의 점성이 높아짐으로써 뇌출혈의 위기도 맞으신 것이다.
매일 신발 끈을 동여매고 하루 1만 보의 걷기운동을 하셨지만, 결국 활성산소 등으로 인한 만성질환의 고통을 피하실 수 없었다. 다행히 마지막 2~3년은 저자의 주선으로 당신의 몸과 접지선을 연결하여 땅과의 접지를 시작하심으로써 건강을 되찾고 장수의 기쁨과 함께 아름다운 죽음으로 마감하셨다.

하지만 여기서 우리가 간과하고 넘어가서는 안 될 중요한 사실이 있다. 바로 세상 대부분의 사람들이 그러하듯이 고인 역시 그이전 평생을 땅과의 접지가 차단된 채로 살아오셨다는 것이다. 이에 따라 당뇨병과 뇌출혈의 고통을 피할 수 없으셨다. 우리는이를 다시 한 번 반면교사의 큰 교훈으로 삼았으면 한다.

한편 틱낫한 스님의 경우도 비슷한 상황이다. 스님은 평생 프랑스에서 플럼빌리지를 운영하면서 불교수행을 한 덕분에 스트레스 없는 열반의 삶을 사셨다.

또한 참가 도반들과 함께 걷기명상을 일상의 주요 수행법의 하나로 수행하시면서 적정한 신체적 운동도 병행한 것이 스님이세수 95세까지 장수하신 비결이었다.

틱낫한 스님의 저서 『힘』에는 위 걷기명상의 수행방법에 대해다음과 같이 서술되어있다.

"마음을 발끝에 모으고 한 걸음 한 걸음 자유인으로 걸으세요. 당신이 걷고 있는 그 곳이 아름다운 지구라는 사실을 느껴보세요. 발에 사랑의 힘을 가득 실은 다음, 흙에 입맞추는 기분으로내디뎌보세요."

당시 수행자들은 틱낫한 스님과 함께 숲으로 이어지는 초원의길을 정기적으로 걸었다. 깨어있는 마음으로 한 걸음 한 걸음을즐겼다. 발이 땅에 닿는 순간 들판에 가득 찬 생명의 기적을 만끽

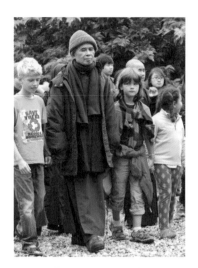

신발을 신고 걷는 틱낫한 스님

하게 되고 고요한 내면 속으로 들어서는 치유의 힘을 느꼈다.

숲에 도착한 수행자들은 숲속에 앉아 지저귀는 새소리에 귀를 기울인다. 나뭇잎 사이로 따스한 햇빛이 비추인다. 그들이 체험하는 모든 것은 행복이고 기적이며 천국이다. 틱낫한 스님의 걷기명상은 그렇게 천국으로 가는 길로, 존재의 아름다움과 행복을 만나는 길로 수행자들을 인도하였다.

하지만 틱낫한 스님 역시 맨발로 걷는 수행은 모르고 사셨기에 그러한 걷기명상 역시 반쪽에 불과한 것이 아니었을까 감히 적시하지 않을 수 없다. 스님이 이끄신 걷기명상의 사진들을 보면 숲길에서든 들판에서든 모두 하나같이 운동화나 부츠 등 신발을 신고 걷는 모습들뿐이다.

그 결과 스님도 평생 접지가 차단된 삶을 살아오셔서 몸 안의 독소인 활성산소가 중화되지 못했다. 혈액의 점성이 높아지고 오랜 기간 동안 혈전이 쌓이면서 결국 세수 80대 후반에 뇌출혈의 위기를 겪으셨다. 그 이후 7~8년을 병석에서 행동의 제약 속에서 사시게 된 것이다.

아울러 우리가 주목할 사실 중 하나는 틱낫한 스님의 경우 당연히 불가의 가르침에 따라 채식과 소식을 평생 실천하셨다는 것이다. 따라서 당연히 건강한 삶의 한 축인 섭생의 조건을 충족하셨으리라 믿는다.

또한 높은 수행에 따른 스트레스 프리Stress Free의 삶을 이어오셨으리라 믿어지기에 속세의 사람들이 겪는 각종 신경성 질병들로부터도 자유로우실 수 있는 충분한 조건을 갖추셨다.

그럼에도 불구하고 틱낫한 스님은 뇌출혈이라는 현대 문명병을 앓으셨다. 뇌출혈의 후유증으로 말씀과 행동이 다 어눌해지시면서 2014년 프랑스의 플럼빌리지를 떠나 고국인 베트남으로 귀국, 베트남 중부의 한 사원에서 투병하시다 2022년 2월 입적하셨다.

여기서 우리는 채식 등 섭생의 방편이나 접지가 차단된 상태에서의 운동만으로는 완벽한 건강이 보장되지 않는다는 사실을 확인할 수 있다. 결국 모든 건강습관은 맨발로 걷는 접지로 완성된다는 것을 다시 한 번 확인할 수 있다. 그러한 삶의 방식이야 말로 조물주의 진정한 설계도에 따른 삶인 것이다.

마지막으로 고 이어령 교수는 저자가 알기에 특별한 운동 없이 오로지 학문과 사유의 세계에서 주유한 우리나라의 대표적인 지성이셨다. 항시 책상에 정좌하여 살아오셨고, 전형적인 현대인들의 접지 차단의 삶을 이어오신 것으로 보여진다.

그 결과 80대 후반에 암을 선고받고 마지막 3년을 암의 공포 속에서 치열한 삶을 사시다 작고하게 되었다. 그 과정에 병원의 수술이나 항암 등 현대 의술의 수혜를 거부하고 한 지식인으로서 담담히 암과 죽음을 받아들이신 것이다.

고인께서 인법지人法地의 이치를 설파하셨음에도 불구하고 그에 따른 저자의 맨발걷기를 수용하길 거절하고 외면하셨음은 못내 아쉽다.

그렇게 치열하게 병마와 대결하는 과정에서 그분 스스로 고통을 감수하고 다가오는 죽음을 직면하는 결정을 하셨기에, 어쩌면 고인의 삶은 더 아름답게 승화되고 더 존엄하게 이승을 하직하는 전기가 되었음 역시 부인할 수 없다.

여기서 우리가 꼭 짚고 넘어가야 할 점은 세상의 그 누구도 땅과 접지하며 맨발로 살지 않고는 건강하게 생을 마감할 수 없다는 사실이다. 위 세 분이 모두 몸소 각각 다른 모습으로 이러한 사실을 보여주셨다 믿는다. 비록 세 분 다 아름다운 삶을 영위하셨지만 세 분 중 어느 한 분도 소위 현대의 문명병으로 불리우는 암이나, 심·뇌혈관질환, 당뇨 등을 피해갈 수 없었다.

고인들의 삶과 죽음을 통해 다시 한 번 '맨발걷기국민운동본부'가 추구하고 계몽하는 맨발걷기의 삶의 중요성과 그 반면교사의 교훈을 되짚어볼 수 있다.

4

안타까운 사고와 죽음들, 반면교사의 교훈

2022년 카타르 도하에서는 월드컵 개막으로 매일 뜨거운 축구의 열전이 벌어졌다. 국가대표 선수들의 지칠 줄 모르는 에너지와 축구 기술에 우리는 열광하였다. 운동선수들은 어떤 사람들인가? 인간 신체능력을 극대화시켜 최고의 기록과 결과를 추구하는 사람들이다. 당연히 그들은 모두 우리 일반 사람들보다 건강해야 할 것이다.

그런데 당시 언론에서는 "심장충격기를 단 사나이, 덴마크 가슴도 뛰게 할까"라는 제하에 다음과 같은 덴마크 에릭센 선수의 이야기를 보도했다.

"에릭센은 지난해 6월 덴마크 코펜하겐 파르켄 스타디움에서 열

린 핀란드와의 유로 2020 B조 예선 1차전 당시 전반 42분에 심
정지로 의식을 잃고 쓰러졌다. 그는 그라운드에서 심폐소생술을
받은 뒤 병원으로 이송됐고, 경기는 중단됐다 (중략) 이후 에릭센
은 심장 제세동기를 삽입하는 수술을 받고 기적처럼 그라운드에
복귀했다."

에릭센 선수는 심장박동 전기 신호전달체계에 이상이 생겨 부정
맥이 일어났고 급기야는 급성 심정지가 온 것이었다.

서울대병원 의학정보에는 심정지 및 부정맥에 대해 다음과 같은
정보가 서술되어있다.

"심장의 혈액 박출활동은 심장의 수축과 확장이완의 반복에 의해
서 이루어지는데, 심장의 수축은 저절로 일어나는 것이 아니고
심장근육심근 세포에 전기 자극이 전달되어야 일어난다. 심장에
는 이러한 전기 자극을 만들어내는 자극 생성 조직과 이를 심근
세포에 전달해주는 자극 전도 조직이 있다. 심장의 자극 생성 조
직에서 규칙적으로 1분에 60~100회의 전기 자극을 만들고 이 자
극이 심근세포에 정상적으로 전달되면 심장의 수축과 확장이 반
복되면서 신체 각 조직으로 필요한 혈액이 충분히 공급된다. 만
약 심장에서 전기신호의 생성이나 전달에 이상이 생기거나, 혹
은 비정상적인 전기 신호가 발생할 경우, 정상적이고 규칙적인
수축이 계속되지 못하여 심장박동이 비정상적으로 빨라지거나
늦어지거나 혹은 불규칙해지는데, 이를 부정맥이라고 한다."

왜 단련된 스포츠맨인 축구선수가 그라운드에서 심정지로 쓰러지고, 심장 제세동기를 삽입하는 수술을 받아야 했을까? 매일 전문적으로 운동하는 선수에게 과연 어떤 부족한 점이 있었을까? 바로 땅과의 접지 차단, 매일 부도체인 축구화를 신고 격렬한 운동을 한 결과이다.

접지가 되지 않은 채 우리 신체의 가장 정밀한 전자장치인 심장을 가동시켰기에 그 전기신호 전달체계에 이상이 생긴 것이다. 땅과의 접지가 차단된 채 격렬한 운동을 하다보면 뭇 질병의 근원인 활성산소가 몸속을 가득 채운다. 운동을 하면 할수록 혈액은 끈적끈적해지고 혈액이 심장에 적절히 공급되지를 않아 심근벽에 문제가 생기는 것이다. 당연히 심장의 박동 자체에 문제가 생길 수밖에 없다.

모든 공장이나 전기장치 등은 철저히 어스Earth, 접지를 시키는데, 왜 우리의 몸, 특히 가장 정밀한 전자장치인 심장은 여전히 어스를 시키지 않은 채 또 다시 저렇게 전기충격기를 달고 뛰게 하는 것일까? 우리의 몸도 어스를 시키면 땅속으로부터 음전하를 띤 전자들이 충전되며 심장의 부정맥 등 모든 문제들이 근원적으로 치유가 될 터인데 말이다.

당장 에릭슨 선수는 신발을 벗고 맨발로 그라운드를 걷고 달려 땅과의 접지를 이뤄야 할 것이다. 그래야 자연 그대로의 땅 속 자유전자가 몸안으로 올라와 심장의 박동을 정상화시킴과 동시에 혈액을 희석시키고, 혈류의 속도를 정상화시켜 부정맥을 근원적으로 치유하게 될 것이다. 심장충격기, 즉 제세동기는 일시적 보조장치일 뿐 근원적인 치유를 가능케 하지는 않는다.

한편 아르헨티나의 과거 축구 영웅 고 마라도나도 지난 2020년 11월 25일 심장마비로 인해 자택에서 사망하였다. 향년 60세로 세상을 떠나기엔 아직 이른 나이였다.

마라도나는 과거 2004년에도 동일한 심장마비를 한 번 겪은 적이 있었다. 그때에는 대대적인 치료를 받은 끝에 건강을 회복할 수 있었다. 당시에는 마라도나가 아직 젊은 나이였고 다른 지병이 없었기에 살아날 수 있었겠지만 2020년에는 달랐다. 더욱 망가진 몸에 심장마비와 뇌출혈이 발생하자 의사들도 손을 쓰지 못한 채 세상을 떠난 것이다.

당시 마라도나의 간호사가 "마라도나는 심장질환 치료를 받으면서 심장박동 속도를 높이는 약물을 복용하고 있었다"고 증언한 점을 비추어보면 마라도나는 심혈관 질환을 앓아온 것이었다. 40대부터 심혈관 질환을 앓아온 그는 약물에 의존하면서 살아오다가 결국 그를 이기지 못하고 사망에 이르렀다.

결국 땅과의 접지가 차단된 삶을 살 경우 언젠가 닥쳐올 수 있는 비극의 극적인 한 실례를 보여준 것이라 하겠다.

얼마 전 우리의 국민배우였던 고 강수연 씨가 뇌동맥류에 의한

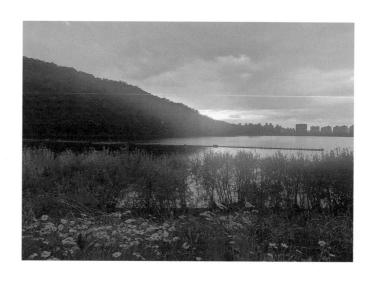

뇌출혈로 하루아침에 사망에 이른 바 있다. 또 우리나라 최고의
부자였고 최고의 기업인이었던 고 이건희 회장의 별세 역시 안
타깝기는 마찬가지다. 심장마비로 쓰러진 후 6년을 식물인간처
럼 살다가 의식도 찾지 못한 채 세상을 떠났다. 모두 다 맨발로
걷지 않고 땅과의 접지가 차단된 삶을 살아 초래된 극적인 비극
의 실례들이다.

그외에도 2002년 월드컵의 주역 중 한 사람이었던 고 유상철 감
독을 생각해보자. 그는 2019년 10월 황달 증세로 입원했다가 췌
장암 4기 진단을 받은 이후 13차례에 걸친 항암치료를 받았다.
암세포가 눈에 띄게 줄어들 정도로 호전됐었지만 2021년 1월 다
시금 몸 상태가 급격히 안 좋아졌고 병원에서 암세포가 뇌로 전

이됐다는 판정을 받았다. 그 후 병세가 급격히 악화되면서 2021년 6월 향년 49세를 일기로 숨을 거두었다.

그 역시 평생을 축구선수로, 축구감독으로 그라운드를 누볐지만 맨발로 걷거나 뛰지 않고 땅과의 접지가 차단된 삶을 살아왔기에 활성산소가 중화되지를 못하고 췌장암이 발병한 것이다. 항암치료 이후에라도 땅과의 접지를 통해 암의 원인인 활성산소를 중화시켰더라면 상황은 훨씬 나아졌을 것이다.

그러나 근원적인 치료 대신 대증적 요법인 약물치료에만 의존하였기에 치유의 가능성을 놓쳤던 것이 아닐까 싶다.

같은 췌장암으로 56세의 이른 나이에 안타깝게 세상을 뜬 애플의 창업자 고 스티브 잡스도 같은 경우였고…….

위 모든 경우는 하나 같이 맨발로 땅을 걷고 접지하는 우리네 맨발의 삶의 방식을 몰랐기에 벌어진 상황들이다. 당장 심장충격기를 달고 그라운드를 달리거나, 안타깝게도 이른 나이에 세상을 뜨는 불행한 삶의 희생자가 된 것이다.

5

맨발걷기 2개월,
말기암 치유의 기적

2022년 9월 저자는 맨발걷기국민
운동본부 정정분 고문의 주선으로 덕소 금대산을 맨발로 걸어
2개월 만에 말기 전립선암에서 치유되었다는 분으로부터 전화
를 받았다. 그는 74세로 서울교통공사 연수원 교수로 재직한 바
있는 박성태 씨였다.

저자는 저자가 전한 맨발걷기로 생명의 기적을 얻었다는 박성태
교수의 전화를 직접 받고 통화 내내 가슴 속에서 감동의 눈물을
흘렸다.

그의 사연이 입증하는 메시지는 명확하다. 병원에서 포기한 말

기암 환자들조차도 맨발걷기를 실천하면 불과 몇 달 만에 기적과 같은 치유의 선물을 받을 수 있다는 사실이다.

지난 2001년 저자가 맨발걷기를 연구하게 한 운명적인 계기를 만들어 준 청계산 이주선 씨의 사례도 그러하다.
그는 말기 간암에 암세포가 폐, 림프까지 전이되어 한 달 밖에 더 못 산다는 선고를 받은 후 병원에서 강제퇴원 되었지만 맨발걷기를 실천하여 몇 달 만에 암이 완치되었다.
그의 이야기는 저자가 맨발걷기를 연구하게 한 운명적인 계기가 되기도 했다.

그로부터 20년이 지난 지금 금대산의 박성태 교수가 나타난 것이다.
그는 2022년 1월 26일 전립선암 특이항원 PSA 지수가 935.6ng/ml에 이르렀고 흉추까지 암이 전이되어 병원에서 '치료 불가'의 판정을 받았다.
이후, 불과 2개월 만에 맨발걷기로 PSA 수치가 0.05로 정상화되고, 흉추의 뼈 전이로 MRI 상 새까맣게 나왔던 부분들이 하얗게 되살아났다.

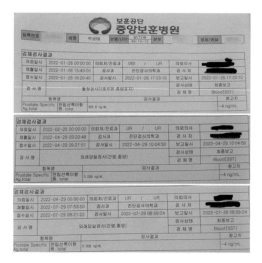

박성태 교수의 의무기록

위 자료는 박성태 교수가 중앙보훈병원에서 받은 검진 결과다. 의무기록은 그의 전립선특이항원PSA 수치가 2022년 1월 26일자 935.6ng/ml에서 4월 29일자 0.05ng/ml로, 7월29일자 0.008ng/ml로 급속히 개선되었음을 보여준다. 그 3개월 후인 2022년 10월 29일에는 0.006ng/ml로 더 개선되었다.

다음 자료는 박성태 교수가 2022년 1월 19일과 2022년 4월 29일에 찍은 흉추 MRI 사진이다. 빨갛게 동그라미가 쳐진 부분은 흉추 9, 10번 위치로 두 사진을 비교해보자. 2022년 1월 19일자 사진에선 암세포가 새카맣게 전이되어 뼈 위치를 알아볼 수 없는 반면 2022년 4월 29일자 사진에선 암세포가 사라져 뼈 골격이 하얗

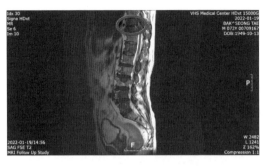

2022년 1월 19일자 MRI 사진

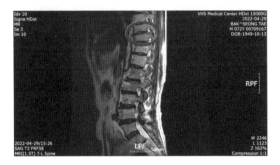

2022년 4월 29일자 MRI 사진

게 보이는 것을 확인할 수 있다.

박성태 교수는 이 놀라운 치유의 기적을 전하는 글을 직접 작성해 맨발걷기국민운동본부 인터넷카페에 올렸다. 그 편지 전문은 아래와 같다. 그의 이야기를 나눔으로써 현재도 암으로 고통받고 괴로워하는 전국의 수많은 암환우들이 커다란 희망과 믿음을 얻길 바란다. 또 맨발걷기 실천에 나서서 각각 또 다른 치유의 기적들을 일구어내주기를 진심으로 응원한다.

서울의 역세권 남양주 덕소(德沼)에 사는 나(박성태, 74세)에게도 '세상에 이런 일이'에 나올 법한 엄청 놀라운 일이 일어났습니다.

나는 전립선암 4기(말기) 환자이며 암세포가 흉추에도 전이되었습니다. 처음에는 허리에 통증이 있어 서울 중앙보훈병원 응급실에 입원하여 혈액검사, 조직검사, MRI 촬영 등을 했습니다(2022년 1월 19일).

비뇨의학과의 혈액검사 결과 전립선특이항원(PSA) 수치가 935가 나왔습니다(정상 수치는 1~3 이며, 전립선암인 경우에는 4~10정도이다). 935는 본인은 물론 의사가 놀라 자빠질 정도의 수치입니다.

신경외과에서 MRI 촬영결과, 암세포가 흉추(胸椎) 9번과 10번에 완전 전이(轉移)되어 흉추와 신경이 새까맣게 나왔습니다.

하반신이 마비되어 화장실은 기어가야 했고 서지도 못하고 한 발자국도 걷지 못했습니다. 수술도 불가능한 상태였습니다.

비뇨의학과와 신경외과의 종합진단 결과, 의사 선생님 왈,
"환자분은 의사로서 의학적으로는 더 손을 쓸 수가 없으니

퇴원하여(집에 가서) 운명(運命)대로 사시다가 돌아가세요"
라고 했습니다.

사실상 시한부 사형선고를 받은 나는 집에 돌아와 누워지내며, 의과대학에서도 가르쳐주지 않는 나만의 치유요법을 찾았습니다.

그러던 중 딸이 책 한 권을 사다 주었습니다. 그 책이 바로 『맨발로 걸어라』(박동창 지음)였습니다. 이 책을 읽고 용기와 자신을 얻었고 희망을 가졌습니다.

처음엔 일어설 수가 없어서 수없이 넘어지며 걸음마 연습을 했습니다. 이후 집 앞에 있는 나지막한 산 금대산(金垈山, 89.1m)에서 흙길 맨발걷기를 시작했습니다. 금대산 맨발걷기 코스는 편도 4km입니다.

퇴원 후 맨발걷기 2개월 만에 MRI 촬영을 했습니다(2022년 4월 29일). 세상에 이런 일이……

처음에는 암세포가 척추 속을 완전 점령하여 척추 속과 신경들이 암흑같이 새까맣게 죽어있었는데 그날 검사결과는 의사도 놀라고 나도 놀랐습니다. 척추 속 새까맣게 된 부분과 신경들이 새로 하얗게 정상으로 되살아났습니다. 신경외과 의사도 죽었던 신경이 새로 정상으로 되살아나는 이런 일은 처음 본다고 했습니다.

한마디로 기적이 일어난 것입니다.

비뇨의학과 의사 역시 전립선특이항원 수치가 935까지 올라가 손을 쓸 수가 없었는데 맨발걷기 2개월 만에 PSA 수치가 935에서 0.5로 떨어져 정상수치 범위로 돌아왔다고 놀라움을 금치 못했습니다.

더욱 놀라운 것은 맨발걷기 5개월 후(2022년 7월 29일)에는 PSA 수치가 0.008로 떨어졌다는 점입니다.

이 놀라운 기적(Miracle)의 발현은 모두 『맨발로 걸어라』의 저자 박동창 교수님 덕분입니다. 나를 살려주신 교수님! 진심으로 감사드립니다.

내가 교수님 책을 만나지 못했다면 나는 지금 이 세상에 없는 사람입니다.

죽을 사람도 흙길을 맨발로 걸으면 삽니다.

흙길 맨발걷기 운동은 참 좋은 운동입니다.

2022년 9월 22일 박성태

저자의 유튜브 영상 '박동창의 맨발강의 20- 암세포, 게 물렀거라!'에서는 맨발걷기를 통한 암 치유 유형 3가지를 설명하고 있다. 첫째는 '병원에서조차 포기한 가운데 맨발걷기로 기적을 얻은 사람', 둘째는 '스스로 병원에서 나와 맨발걷기로만 치유한 사

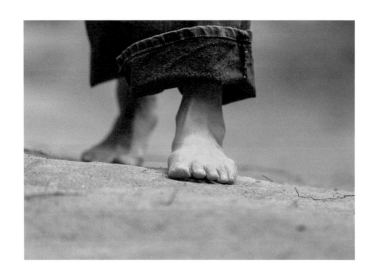

람', 셋째는 '병원 치료와 병행하여 치료한 사람'이다. 박성태 교수의 치유는 그 중 첫 번째 유형에 해당된다.

일체의 약물이나 방사선을 쓰지 않은 깨끗한 상태에서 오로지 맨발로 걸으며 암을 치유한 것이다. 맨발걷기를 통한 접지를 통해 암의 원인인 활성산소를 다 중화시키고 소멸시킨 치유의 메커니즘이 작동한 것이다. 진정 조물주의 치유의 섭리가 여기에 작동한 것이라 하겠다.

6

벼랑 끝 죽음 앞
맨발걷기 치유의 영웅들

이번엔 암에 걸려 죽음을 기다려야 했던 이들이 맨발걷기로 기사회생한 극적인 사례들을 다양하게 살펴보자. 그 놀랍고도 단순한 치유의 과정과 절절한 교훈을 다시 한 번 되돌아보겠다.

먼저 앞서 이야기 한 금대산 박성태 교수의 전립선암 치유사례다. 등산화를 신고 전국의 산 3,000개를 등산하였던 등산 마니아인 그는 건강에 관한 한 당연히 그 어느 누구에게도 지지 않을 체력을 가진 사람이었다. 그러나 그도 74세가 된 2022년 1월 19일 허리가 너무 아파 병원 정형외과를 찾았더니, 뜻밖에도 전립선암 PSA수치 935에, 흉추 9, 10번까지 암이 전이되어 새카맣게 죽어있는 사진과 함께 "말기암, 치료 불가" 판정을 받았다. 그리고 병원으로부터 "편히 쉬다가 돌아가세요"라는 일종의 사전 사망 선고를 받았다.

이에 귀가 후, 따로 보관해 둔 비상금의 소재를 부인에게 알리는 등 세상을 하직할 마지막 준비를 하던 차, 마침 딸이 저자의 저서 『맨발로 걸어라』를 구해와 한번 읽어보시라 하여 동 책을 읽은 후, 마침내 마지막 살 길이 여기에 있다는 확신을 갖게 되었다 하였다.

그로부터 매일 벽을 붙잡고 걷는 연습을 보름 동안 한 끝에 집 뒤 금대산을 맨발과 맨손으로 기어오르는 눈물의 고행을 시작하였다. 그렇게 매일 금대산을 5~6시간씩 맨발로 걷고 오르며 2주, 한 달을 지나자 점점 더 건강해지는 자신을 발견하였다. 그렇게 맨발로 걸은 지 2개월, 말기암 진단 후 3개월이 되는 2022년 4월 29일 병원을 찾았더니…… 오, 놀랍게도 PSA 수치가 0.058로 정상화되고, MRI 사진상 새까맣던 흉추 9, 10번이 하얗게 재생된 기적과 같은 치유의 결과를 확인하게 되었다. 병원에서도 깜짝 놀랐음은 물론이고…….

진정 조물주의 치유의 섭리가 여기에 작동한 것이다. 일체의 약물이나 방사선을 쓰지 않은 깨끗한 상태에서 오로지 맨발로 걸으며 암의 원인인 활성산소를 다 중화시키고 소멸시킨 치유의 메커니즘이 작동한 것이라 하겠다.

위 박성태 교수의 깨끗하고 완벽한 암치유에는 아래의 몇 가지 요인이 복합적으로 작용한 것으로 보인다.

첫째, 등산화를 벗고, 마침내 맨발로 걷기 시작하였다는 점이다. 맨발을 통하여 땅속 자유전자가 몸 안으로 오르면서 암의 원인인 활성산소를 중화시키게 되어 암의 근원적인 원인이 해소된 것이다.

둘째, 병원에서의 치료불가 판정이 오히려 맨발 치유의 효과를 극대화시키지 않았나 하는 추정이다. 항암이나 수술 또는 방사선 조사가 없었기에, 무방비 상태에 있던 암세포들에게 그 원인인 짝 잃은 전자의 짝을 찾아줌으로써 빠른 시간 내에 용이하게 암세포를 해체할 수 있었다 하겠다.

셋째, 신선한 야채와 해산물 중심의 섭생과 가족들의 완벽한 치유의 환경 조성과 스트레스 프리의 평화롭고 긍정적인 가족분위기도 빠른 치유에 일조를 기한 것으로 생각된다.

위와 같은 암치유의 이치가 제대로 작동하면, 박성태 교수와 같은 제2, 제3의 치유의 기적이 계속되리라는 추정을 해본다.

실제 2020년 7월 말기 자궁육종암으로 림프, 폐까지 전이되었다는 판정과 함께 당시 6개월의 여명을 선고받은 달팽이 씨여성, 가명는 일단 수술로 가능한 부위를 다 도려내고, 폐 부위는 6개월간 5차의 힘든 항암까지 마쳤다. 그러면서 살기 위해 등산화 끈을 동여매고 분당의 불곡산을 다녔다. 그러나 3개월 후인 2021년 3월 병원 검진 결과 꼬리뼈까지 암이 전이되고, 폐의 암은 팝콘처럼 우두둑 피어나는 절망적인 상태에 맞닥뜨리게 되었다. 그후 그녀는 다시 6개월간 시체놀이와 같은 2차 항암을 받아야만 했다.

그러다 그녀는 2021년 10월 이후 중앙일보에 연재된 저자의 맨발걷기 칼럼을 보게 되었다고 한다. 그리고 2021년 12월 1일부터 맨발걷기를 시작하게 되었다. 마침 그때 진행되고 있던 맨발걷기국민운동본부의 '동절기 맨발걷기 100일 대장정'에 그녀는 하루도 빠짐없이 동참하였다.

그로부터 3개월 후인 2022년 3월 그녀는 병원에서 그 공격적이던 자궁육종암이 마침내 휴지기로 들어갔다는 반가운 소식을 들었다. 매일 불곡산에서 오전 5시간을, 오후에 3시간을 맨발로 걷고 접지하며 맨발의 치유를 진행한 결과이다.

등산화를 신고 산을 다닐 때에는 암세포들이 맹렬하게 번지며 생명을 위협하였으나, 그 등산화를 벗고 맨발로 걷고 접지한 이후 마침내 암세포들은 힘을 잃고 비활동성으로 소멸되어간 것이다. 우리는 이러한 차이와 변화를 뚜렷이 목격하고 있다.

그런데 지난 2022년 9월 병원에서 다시 좁쌀만 하던 암세포가 0.5mm로 커졌다며 항암을 제시했다. 하지만 그녀는 매일같이 맨발로 걷는 기쁨에, 맨발의 보톡스를 맞으며 누구보다도 자신이 건강하고 예뻐지고 있는데, 항암을 왜 해야 하는가라고 자문하며 항암을 하지 않기로 스스로 결정하였다.

이미 암의 상태가 휴지기로 바뀌었는데, 통상 좁쌀의 지름 약 1~3mm보다 더 작은 0.5mm를 좁쌀보다 더 커졌다며 다시 항암을 권하는 이유는 어디에 있는지 반문하고 싶을 정도다.

항암을 받지 않기로 결정한 이후 하루도 빠짐없이 맨발걷기에 진력하고 있는 그녀의 모습은 아름답다. 맨발걷기로 인한 변화와 치유의 기적을 누구보다 확고하게 믿고 지켜보고 있는 그녀였기에 갑작스러운 항암의 제안과 유혹을 물리칠 수 있었던 것이다.

그녀는 그 이후로도 매일 오전, 오후 불곡산을 맨발로 출퇴근하며 맨발치유의 루틴을 이어가고 있다. 심지어 영하 10도 내외의 한겨울에도 맨발의 산행을 멈추지 않는다. 우리는 조금도 의심 없이 그녀의 완벽한 치유를 믿고 또 무한 응원한다.

한편 부산에 사는 남성 이○운 씨의 경우는 간암 판정을 받았다가 맨발걷기로 치유의 기적을 일군 사례다. 2020년 1월 17일 간암 진단을 받은 이○운 씨는 그 다음 달인 2월 24일 간의 반을 절제하는 수술을 받았다.

그는 그렇게 간 절제 수술을 받았음에도 그 후 1년 6개월 동안 5차례나 암이 재발하는 어려움을 겪었다. 그러다 맨발걷기를 알게 된 후 그는 매일 오전에 1~2시간, 오후에 1~2시간, 하루 2차례씩을 맨발로 걸었다고 한다.

그 결과 6개월 여 지난 2022년 3월 그는 정기검진에서 간암에서 치유되었다는 판정을 받고 사회생활에 복귀하였다. 부수적으로 그는 오십견 통증과 손가락 관절이 잘 안 굽혀지는 손가락 경직 증상까지 앓고 있었는데 이러한 증상까지 개선되었다고 한다.

박성태 교수를 포함해 위 세 사람의 치유사례를 관통하는 핵심 이슈는 '신발을 벗고 맨발로 걸음으로써 마침내 치유가 시작되었다'는 것이다.

박성태 교수의 치유 사례는 유튜브 영상 '맨발걷기 치유사례 136: 치료불가 말기 전립선암 PSA 935, 흉추 전이에서 맨발걷기 2개월에 치유되다- 박성태교수 남, 74세'에, 달팽이 씨의 치유 사례는 유튜브 영상 '맨발걷기 치유사례 151: 6달 여명 말기 자궁육종암 환자가 지난 2년 10개월 맨발걷기로 암종양은 휴지기로, 본인은 더욱 더 건강하고 예뻐지다- 불곡산 자연인 달팽이님'에, 이○운 씨의 치유 사례는 유튜브 영상 '맨발걷기 치유사례 153: 간암으로 간의 반을 절제한 후, 18개월 동안 5번 암 재발, 맨발걷기로 마침내 정상화되다- 이○운 남, 58세'에 녹화되어 있다.

이밖에도 '맨발걷기국민운동본부' 회원들의 또 다른 유방암의 치유사례들, 갑상선암 치유, 혈액암 치유, 충수암 치유사례 등도 모두 그러하다.

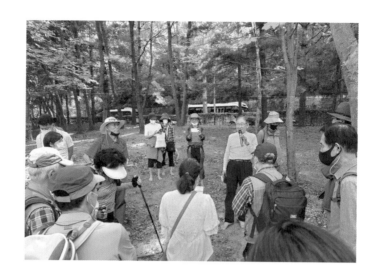

맨발로 걸어 모든 암이 치유된다고는 물론 단언할 수 없다. 실패한 사례들도 있기 때문이다. 맨발의 치병에 전념하지 않고 이곳저곳 기웃거리며 이 방법, 저 방법을 쓰며 불안과 스트레스 속에서 투병하는 경우들이 그러했다.

하지만 오로지 맨발을 믿고 맨발로 걷고 맨발로 사는 경우, 위 사람들처럼 치유가 일어났다. 적어도 더 이상 악화되는 일은 없을 것이라는 말은 꼭 전해드리고 싶다. 맨발걷기는 조물주의 섭리이기 때문이다.

7

맨발걷기와
헬렌 니어링의 소박한 밥상

몇 해 전 헬렌 니어링이 쓴 『소박한 밥상』이라는 책이 소개된 바 있다. 책 내용은 밥상을 화려하게 차리는 데 들어가는 시간을 아껴 사색하고 공부하는 등 의미있는 일에 시간을 써야 한다는 메시지를 담고 있었다.

그와 동시에 책에는 채소와 곡물, 과일을 중심으로 소박하게 차린 밥상이 건강에 얼마나 좋은지를 강조하는 이야기가 담겨있었다. 채소와 곡물, 과일을 섭생 시 그로부터 전자를 받아 제한적이나마 우리 몸의 생리적 작용에 필요한 조건들을 갖출 수 있기 때문이다.

실제 헬렌 니어링과 그녀의 남편 스콧 니어링의 삶은 오래 전 그들의 저서 『조화로운 삶』으로 잘 알려져 있다. 1930년대 초 현대 물질문명에 저항하며 미국의 도시를 떠난 그들은 버몬트주의 시골로 들어가 그야말로 자연주의의 생활을 이어갔다.

그들의 삶은 단순한 채식과 소식의 차원을 넘어서서, 도시문명에 찌들어있는 현대인들에 대한 소리 없는 경고이자 깨우침의 죽비인 것이었다.

이 책을 번역한 류시화 시인은 그들의 삶의 원칙을 아래와 같이 정리한 바 있다.

"채식주의를 지킨다. 하루를 오전과 오후 둘로 나누어, 빵을 벌기 위한 노동은 하루에 반나절만 하고 나머지 시간은 온전히 자기 자신을 위해 쓴다. 한 해의 양식이 마련되면 더 이상 일하지 않는다. 하루에 한 번씩은 철학, 삶과 죽음, 명상에 관심을 갖는다. (중략) 깨끗한 양심과 깊은 호흡을 유지할 것을 삶의 대원칙으로 삼는다. 그리고 생활에 필요한 모든 것을 땅에서 얻는다는 건강한 철학을 끝까지 잃지 않는다. (중략) 단순하면서 충족된 삶, 그것이 그이들이 평생토록 추구한 삶이었다."

그들의 삶의 태도 앞에서 우리가 경건해질 수밖에 없는 이유다.

그 후 부인인 헬렌이 쓴 『아름다운 삶, 사랑 그리고 마무리』에는 53년 동안 함께 살았던 남편 스콧이 세상을 떠나는 그 엄숙하고 아름다운 의식이 그려져있다. 그 앞에서 우리는 또 한번 숙연

해질 수밖에 없다.

꼭 100세 생일을 맞은 지 2주일 뒤, 이제는 떠날 때가 되었다고 판단한 스콧이 지금부터 곡기를 끊겠다는 의사를 부인에게 전하고, 헬렌은 그를 소리 없이 받아들였다. 그들의 성숙된 모습에서 우리는 한 인간의 삶이, 또 그를 받아들이는 부인의 의연함이 얼마나 아름다운지를 보고 읽을 수 있기 때문이다……. 눈물이 앞을 가려 글을 쓸 수 없을 정도의 진정한 아름다움이다.

스콧과 헬렌 니어링은 우리가 인간으로서 가장 존엄하고 아름답게 생을 마감할 수 있는 진정한 표상이다. 저자가 항상 이야기하듯 우리는 그렇게 조화롭게 살다가 존엄하게 아름다운 이 세상을 하직해야 할 것이다.

그러한 삶을 살고자 스콧과 헬린 니어링은 도시를 완전히 떠난 시골 벽지에서 탈문명의 삶을 선택하였다. 하지만 현대를 살아가고 있는 모두가 그러할 수는 없는 일이다. 그렇다면 우리는 헬렌과 스콧의 건강하고 고결한 삶의 모습을, 어떻게 우리가 살아가는 도시의 삶에 접목할 수 있을 것인가 하는 문제에 당도한다. 그 최적의 대안이 바로 우리들이 지금 하고 있는 맨발걷기다. 매일 집 근처 가까운 숲속으로 들어가 문명의 상징인 신발을 벗고 맨발로 걷는 것이다. 현대 문명사회를 살더라도 근처의 숲을 찾아가 맨발로 걷는 행위는 가능하다.

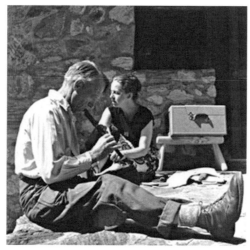

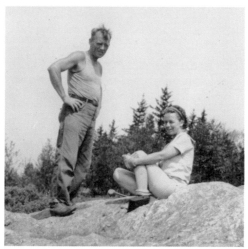

헬렌 니어링과 스콧 니어링

또한 삶의 환경을 가능한 자연에 맞춰야 한다. 적어도 우리는 정
서적인 면에서, 또 식단적인 면에서 헬렌과 스콧 니어링의 삶을
따라할 수 있다.

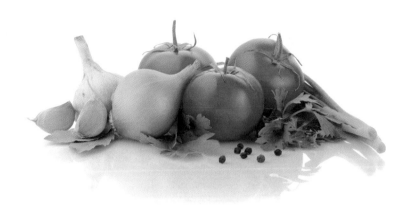

그녀가『소박한 밥상』에서 언급한 것처럼 신선한 야채와 과일, 건강에 좋은 곡물로 만드는 간소하고 맛있는 음식을 준비하여, 음식준비에 들어가는 불필요한 시간을 아끼고, 나머지 시간들을 신체적으로 건강하고 정신적으로도 풍요로운 삶을 살아갈 수 있는 데 할애해야 한다. 그 시간은 나 자신에 오롯이 충실한 명상의 시간이다. 오아시스의 맑은 샘물처럼 싱그러운 기운이 가슴 속에서 전신과 정신을 맑게 해준다.

헬렌과 스콧은 현대문명을 버리고 떠나 버몬트주의 시골에서 자급자족하며 평생을 자연주의 운동가로 살아냈다. 하지만 그들조차 고무 밑창의 구두나 샌들을 벗지 못한 것은 사실이다. 탈문명을 외쳤지만 문명의 이기를 모두 버리지는 못하였다.

그래도 그들은 시골을 떠나 육체적인 노동을 통한 운동을 스스로 아끼지 않았고, 소박한 밥상의 섭생을 유지하였기에 평생 병원 신세를 지지 않고 건강하게 살 수 있었다.

우리는 비록 현대 문명을 버리고 시골로 들어가지는 못하지만 그들의 삶의 방식과 철학을 따라 채식 등 소박한 밥상을 즐기며 살아갈 수 있다.

그들 부부는 비록 알지 못하여 실천하지 못하였지만 우리 주변의 숲길을 찾아 정신적·신체적으로 건강한 삶의 방식인 맨발걷기를 매일매일 생활화해야 할 것이다.

그렇게만 하면 우리도 건강한 삶을 향유하게 됨은 물론, 인간으로서 가장 아름답고 존엄한 죽음을 어느 날 이루게 될 것이다. 이제 위 헬렌과 스콧 니어링의 '조화로운 삶'과 '소박한 밥상', '아름다운 삶, 사랑 그리고 마무리'의 전범典範을 우리 모두의 삶에도 맨발걷기로 구현해나갈 수 있기를 바란다.

⑧

땅은 치유한다
The remedy is in the ground

두산백과는 "현대인의 질병인 암, 동맥경화증, 당뇨병, 뇌졸중, 심근경색증, 간염, 신장염, 아토피, 파킨슨병, 자외선과, 방사선에 의한 질병 등의 90%는 활성산소와 관련이 있고, 그러한 질병에 걸리지 않으려면 몸속의 활성산소를 없애주면 된다."고 서술하고 있다.

그래서 저자는 활성산소가 모든 현대 문명병의 원인이라고 말해왔고, 맨발로 걷고 접지함으로써 그 활성산소를 중화시키고 소멸시키자고 외쳐왔다.

그 증거는 저자가 진행한 '접지 시 몸의 전압측정' 실험이 극명히 보여준다. 신발을 신었을 때 우리 몸의 전압은 100~600mV에 달하는 반면, 신발을 벗고 맨발로 땅과 접지하는 순간 그 전압은 0V로 떨어진다.

맨발로 걷거나 땅과 접지할 때, 몸 안의 양전하를 띤 활성산소들이, 땅속으로부터 우리의 몸 안으로 올라온 음전하를 띤 자유전자와 만나 중화되고 소멸된다. 이로 인해 암, 심혈관 질환 등의 원인이 해소되고 따라서 그러한 병들이 치유된다고 이야기를 해왔던 것이다.

우리는 이제 맨발걷기를 통한 암 등 만성질환의 치유가 어떠한 메커니즘을 통해 구체적으로 일어나는지에 대해 자세하게 들여다보아야 할 때가 되었다.

실제 지난 2015년 미국의 에너지의학자인 제임스 오쉬만 박사 등이 발표한 「접지가 염증, 면역 반응, 상처 치유, 만성 염증 및 자가면역질환의 예방 및 치료에 미치는 영향」이라는 논문은 그러한 치유의 메커니즘을 들여다보고 성찰하는 결정적인 계기를 제공해주었다.

저자는 그동안 다양한 질병으로 고통스러워하는 많은 회원들을 보아왔다. 그들 대부분은 한 종류의 암이나 이를 포함한 한 두 종류의 질병들로 고통받는 경우들이 대부분이었다.

그런 가운데 스텔라라는 한 회원의 상황은 좀 더 복잡하고 좀 더 어려웠던 듯하다. 그녀의 고통은 7년 전 뇌하수체에 생긴 뇌종양의 제거 수술을 하며 시작됐다. 그것이 류마티스 관절염으로 진행되어 왼쪽 눈을 공격했고, 그 과정에서 스테로이드 제재를 과다 복용하여 당뇨병이 생겼다. 급기야는 원인 모를 고열과 두통으로 병원에 다시 입원, 2주간의 고단한 각종 검사를 거쳐 다발성 혈관염이라는 새로운 병명까지 얻게 되었다는 것이다.

물론 뇌종양이라는 암의 발병이 그러한 고통의 시작이었다. 몸 안에 쌓인 독소인 활성산소가 중화되고 배출되지를 못하여 몸 안의 성한 세포를 공격하여 염증이 생기고, 그 염증이 혈관을 타고 돌다가 그녀의 뇌하수체에 암으로 변이한 것이다.

활성산소가 발생하니까 원자핵의 궤도를 도는 전자들이 짝을 잃어 다른 세포들로부터 끊임없이 전자를 빼앗아오는 것이다. 그렇게 서로 뺏는 과정이 연쇄적으로 일어나면서 염증이 생겼으나, 땅과의 접지 차단에 따라 자유전자들이 외부에서 충분히 공급되지를 못하면서 염증이 심해진 것으로 보인다.

이러한 전자의 결핍 상태가 지속되면서 염증이 심해지고, 그 염증이 혈관을 타고 돌다, 스텔라 님의 경우에는 뇌세포를 공격하게 된 것이다. 그래서 뇌하수체에 종양이 생겼고 그 종양을 수술로 도려낸 것이다.

그러나 그 뇌종양의 근본 원인인 활성산소의 중화·배출은 이루어지지 않았던 것이다. 즉 땅과의 접지 차단 지속으로 전자결핍 상황이 지속되면서 그러한 병의 원인인 활성산소는 여전히 몸 안에서 해소되지 못하고 독소로 작용하고 있었다.

뇌종양 수술 후 항암제, 혈액희석제, 스테로이드 제재 등 여러 약물들이 투약되었을 것이지만, 여전히 근원적인 땅과의 접지는 차단되어 끊임없이 생성되는 활성산소 등 몸 안의 독소들이 근본적으로 해소될 수 있는 조치들이 이루어지지 않은 것으로 보인다.

그러다 보니 몸 안의 면역체계에 이상이 생기기 시작했다. 끊임없이 생성되는 활성산소들과 그로 인한 염증들을 막아내기 위해 면역세포들이 기진맥진하게 된 것이다. 그리고 그 면역세포들이 피아를 구분하지 못하는 상황에까지 이른 것으로 보여진다.

이러한 상황을 위에서 인용한 논문에서는 "전자의 부족은 미토콘드리아의 전자 수송사슬을 탈포화시켜 만성 피로를 유발하고 면역계 세포의 세포간 이동 및 기타 필수적인 활동들을 늦출 수 있다. 이러한 상황에서는 몸의 경미한 손상조차도 장기적인 건강 문제로 비화할 수 있다. 우리 몸이 자유전자를 사용할 수 없으면 염증이 비정상적인 과정으로 처리된다. 전자가 부족한 영역에는 추가적인 손상에 취약해진다. 몸은 양전하를 띠게 되고 감염을 막아내는 데 어려움을 겪게 된다. 그 결과 면역체계는 지속적으로 혹사되고 결국 소진된다. 그렇게 될 경우 면역계의 세포는 우리 신체의 다양한 화학구조Self와 기생충, 박테리아, 곰팡이 및 암세포 분자Non-self를 구별하지 못하게 된다. 이러한 면역계의 기억 상실은 어떠한 면역세포들로 하여금 정상적인 신체 조직과 기관을 공격하게 만들 수 있다. 그러한 상황의 예시로는 당뇨병 환자에게서 랑게르한스섬이자의 한 부위의 인슐린 생산 베타 세포가 파괴되는 것이 있다. 또 다른 예는 면역체계가 자신의 관절의 연골을 공격하여 류마티스 관절염을 일으키는 것이다. 홍반성낭창Lupus Erythematosus은 신체의 면역체계가 자신의 조직과 장기를 공격하여 발생하는 자가면역질환의 극단적인 예이다"라고 서술하고 있다.

결국 외부에서 침입한 병원균이나 바이러스를 막아내기 위해 존재하는 면역세포들이 힘이 다하고 정신을 잃으면서 성한 자기 세포를 공격하기 시작한다는 것이다. 소위 말하는 자가면역질환의 발병이다. 위 스텔라 씨의 류마티스 관절염과 조조강직현상 등이 다 그렇게 생긴 것이다.

그러한 상태를 치유하려면 그 원인인 활성산소를 제거해야 하고, 그러기 위해서는 몸 안의 전자결핍 상태를 해결할 자유전자를 공급해주어야 한다. 그런데 그러한 조치가 지난 7년간 여전히 이루어지지 않았다. 기존의 대중적인 약물처치에만 매달리니, 그 다음에는 눈의 실명 위기까지 치달았고, 더 나아가 다발성혈관염이라는 극단적인 상황에까지 이른 것이다.

몸 안으로의 자유전자 공급이 차단된 상태에서 원인도 모른 채 오로지 약물과 주사제 등의 처방에 매달려온 스텔라 씨의 지난 극단적인 7년이, 연이은 각종 자가면역질환의 고통의 이유인 것이다.

그런데 이제 스텔라 씨도 맨발걷기를 알게 되었다. 그리고 지난 두 달 여를 맨발로 걸었다. 뇌종양과 류마티스관절염 등 각종 자가면역질환을 일으키며 그렇게도 자신을 괴롭혔던 전자결핍 상황을 마침내 맨발걷기로 벗어나기 시작한 것이다.

"저는 현재 스테로이드 약을 먹고 있습니다. 예전에 비해서 많은 양은 아니지만 제 목표는 약을 끊고 건강하게 사는 삶입니다. 예전엔 언제까지 약을 먹어야 하나 우울해 하기만 했었는데 현재는 우울감은 커녕 희망찬 나날을 보내고 있습니다."

스텔라 씨는 천연의 치유제인 맨발걷기와 접지로 스테로이드 약물을 대신할 수 있다고 믿는다. 과거 모든 질병의 원인이었던 전자결핍이 해소되면서 그녀의 몸에 '단순·용이·무해·무비용'의 치유과정이 시작된 것이다.

그녀가 맨발걷기를 시작한 지 1달 여 후인 11월 중순 병원에서 받은 아래의 혈액검사 결과는 그 시작을 알린 일이다. "첫째, 당화혈색소가 9.0이었는데 6.6으로 떨어졌습니다. 둘째, 수면제를 먹어야 잠을 잘 수 있었는데요. 수면의 질이 좋아졌습니다. 셋째,

운동화를 신고 산 둘레길을 두 시간씩 걸을 때면 왼쪽 엄지발가락 쪽과 오른쪽 엄지발가락 쪽에 통증이 와서 걷다가도 멈칫하였는데 신기하게 맨발걷기는 2시간을 해도 아프지 않습니다. 넷째, 보는 사람마다 얼굴 톤이 굉장히 밝아졌다며 혹시 피부톤을 환하게 하는 화장품을 발랐는지 물어보기도 합니다. 저는 피부톤이 밝아졌다는 이 말이 굉장히 행복합니다. 다섯째, 류마티스 환자가 겪는 조조강직 현상이 없어졌습니다."

위와 같은 맨발걷기 한 달 반의 결과에 이어, 오랜 만에 만난 딸과 사위가 "장모님의 얼굴이 너무 밝아지고 건강해지셨다"는 찬사를 보냈다고 전해왔다. 맨발걷기로 얼굴톤이 밝아지고 몸의 모든 생리적 작용이 건강하게 돌아가고 있는 스텔라 씨의 지난 3개월의 치유의 행복, 그 자연스러운 결과이다.

이제 앞으로 스텔라 씨가 매일 맨발로 걷고, 실내에서도 접지를 계속하면, 더 진전된 치유의 결과들이 전해지리라 믿는다. 당연히 혈액검사 등의 결과의 진전을 주치의와 상의하면서 지금의 약물들도 더 줄여가면 궁극에는 더 좋은 소식까지 전해지기를 기대하고 있다.

그녀의 사연을 되짚어보며 얼마 전 미국 하와이 쥬쥬베클리닉의 의사인 키몬 카마이Cimon Kamei의 임상 리포트 「땅은 치유한다The remedy is in the ground」의 한 구절을 상기하게 된다.

"제 환자 중 일부는 암 또는 신장 부전의 결과로 발과 다리에 상당한 부종이나 물이 차있습니다. 그들의 다리는 풍선처럼 부풀어있습니다. 나는 종종 두 명의 클리닉 스태프들로 하여금 그러한 환자들을 해변까지 데리고 갔다오도록 지시합니다. 그들은 삽을 들고 가서, 젖은 모래에 구멍을 파고, 환자들이 그 구멍에 다리를 내린 채로 모래 위에 앉아있도록 도와줍니다. 그런 후 그 구멍을 모래로 채웁니다. 그러면 약 20분 후에 부종이 대부분 사라집니다. 나는 그레이브스병 갑상선기능항진증의 가장 흔한 원인 질환이나 루푸스병, 다발성 경화증, 류마티스관절염과 같은 자가면역질환을 가진 환자들도 자주 치료합니다. 그러한 환자들의 경우에도 접지가 매우 큰 도움이 되었습니다"며 결국 "치유의 해결책은 바로 땅에 있다 The remedy is in the ground"고 결론을 짓는다.

결국 오늘날 현대인들의 접지의 차단에 따른, 전자의 결핍 현상으로부터 비롯된 활성산소의 폐해로 염증이 발생되고, 그 염증이 혈관을 타고 돌면서 사람들마다 다른 각종 암이나 심혈관질환, 뇌질환, 치매, 알츠하이머 등 만성질병은 물론 위 스텔라 씨와 같은 여러 자가면역질환들이 초래되었음이 밝혀졌다. 그리고 그러한 질병들이 오늘날의 약물만으로는 그 치료에 한계가 있음이 시사되었고, 오로지 맨발로 걷고 접지함으로써 그 놀라운 치유의 기적들이 일어난다는 사실들이 여실히 밝혀진 것이다.

그동안 우리 '맨발걷기국민운동본부'의 여러 회원들의 각종 암의 치유, 심혈관의 치유, 만성두통, 피부병은 물론 위 스텔라 씨의 무서운 자가면역질환 등에 이르기까지 그 모든 질병들이 2~3개월의 맨발걷기로 치유되고 있음이 그를 입증하고 있다.

또 위에서 인용한 논문의 실내에서의 접지실험에 따른 염증들의 치유의 메커니즘이 그를 과학적으로 또 임상적으로 확인시켜 주었다.

'맨발걷기와 접지를 통한 땅속으로부터의 자유전자 공급이 활성산소를 중화하면서 염증과 통증을 치유하고, 각종 만성 질환들을 치유한다'는 명제가 다시 한 번 확인된 것이다. 우리 모두가 맨발로 걷고 접지해야 할 이유이다.

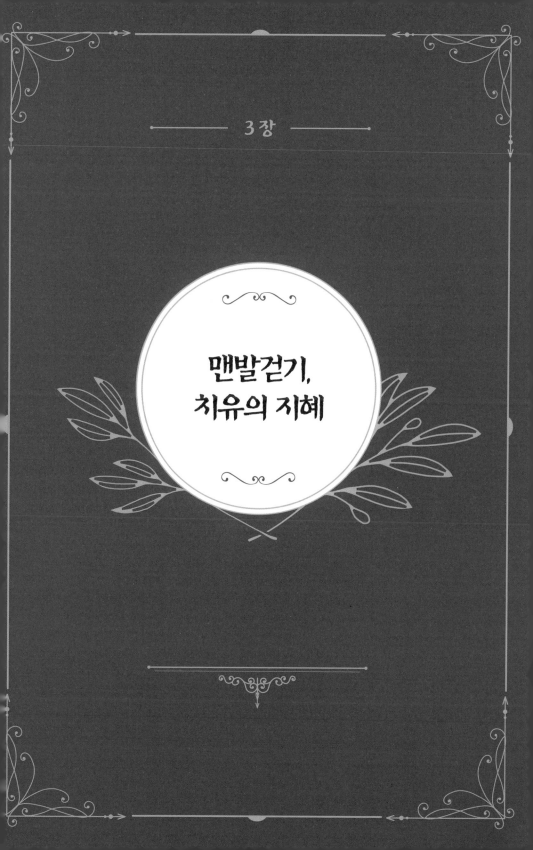

3장

맨발걷기,
치유의 지혜

1

인간이 수천 년을 찾아헤맨
항노화의 불로초

얼마 전 저자의 한 학교 동기들 모임에 갔는데 머리 위 쪽에서 찍은 단체사진을 보니, 거의 대부분의 동기들의 머리가 휑해보였다. 옛날 그 검던 머리들이 허옇게 변함과 동시에 머리가 벗겨지며 대머리가 되거나 소갈머리가 휑하게 비치고 있었던 것이다.

그뿐인가? 목 주위 피부에는 주름이 가득했고, 얼굴에도 주름과 검버섯이 피어나 있었다. 눈은 갈수록 침침해지고, 벌써 귀가 잘 안 들린다는 동기들도 있다. 기억도 간혹 가물가물해지는 등 칠순이 넘어가며 생기는 전형적인 노쇠현상들을 겪고 있었다.

세상 사람들은 그러한 노쇠현상을 나이가 들어가니 생기는 당연한 것이라 치부하며 자위해버린다. 그러면서도 약과 영양제 등에 의존하며 회춘의 희망을 가져보지만, 안타깝게도 그러한 노화현상의 진전은 멈추지 못한다.

실제 지난 수천 년 인류의 역사를 통틀어 진시황을 비롯 많은 사람들이 늙지 않는 무병장수의 비약인 불로초를 찾아 헤매었지만 찾을 수 없었다.

현대에 들어 항노화 약품 개발에 엄청난 투자가 계속되어왔지만 노쇠를 멈추거나 지연시키는 그 어떠한 신약도 아직까지는 찾아냈다거나 발명했다는 소식 역시 유감스럽게도 우리는 아직 접하지 못하고 있다.

학계에서도 노화의 원인에 대한 통설이 아직까지는 정확히 정리된 것 같지 않다. 동물학백과에서는 "개체 수준에서 노화 기전에 대한 가설에는 여러 가지가 있으나 아직은 불확실하다"고 밝힌다. 그 가설로는 다음과 같은 것들이 있다. 첫 번째는 오래된 가설 중하나로 마모설Wear-and-tear Theory이다. 분자 수준에서 DNA 수선효소의 나이가 들면서 세포의 기능이 감소한다는 가설인데 동물학백과에서는 다음과 같이 밝히고 있다.

"분자 수준에서 나이가 들면서 효소 또는 전사인자 등을 암호화하는 유전자에 돌연변이Mutation가 증가하고 이로 인하여 이들 인자의 기능 저하가 온다. 정상적인 물질대사 과정에서 형성된 활성산소족Reactive Oxygen Species, ROS은 세포막, 단백질, 핵산을 산화시키고 손상을 줄 수 있어 유전자 수준의 경우 돌연변이의 원인이 된다."

두 번째는 세포 증식과 관련된 전사인자 P53, 말단소체복원효소Telomerase의 활성 저하가 노화를 일으킨다는 가설이다.

세 번째는 인슐린 신호 경로Insulin Signaling Pathway설이다. 인슐린에 기반한 에너지원 사용 능력의 조절 저하가 노화의 중요 기작이라는 것으로 동물학백과에서는 다음과 같이 밝히고 있다.

"인슐린 신호 경로 기능이 상실된 생쥐는 야생형에 비하여 그 수명이 길다. 한편 영양소나 호르몬에 반응하여 단백질 번역Translation을 촉진하는 단백질인산화효소복합체로 구성된 mTORC1 경로mTORC1 Pathway는 인슐린 신호 경로와 연계하여 노화와 관계가 있다고 추정하고 있다."

네 번째는 염색질 변형설이다. 염색질의 변형이 노화와 관련이 있다고 보는 가설로 동물학백과에서는 다음과 같이 설명한다.

"히스톤탈아세틸화효소는 이상적인 유전자 발현 억제와 절단된 염색질 수선 등에 관여하며 노화를 방지한다는 결과 등에서 염색질의 변형이 노화와 관련이 있다고 제안하고 있다."

다섯 번째는 후생적 변이설Random Epigentic Drift로 어떤 특정한 환경적 신호에 의하지 않고 중요한 유전자의 불활성화에 기반한 무작위적인 후생적 변이가 노화와 관련 있다는 가설이다.

여섯 번째는 줄기세포와 전구세포의 분열 능력 감소가 노화를 유발한다는 가설이다.

일곱 번째는 노화란 유성생식과 연계한 진화적인 결과물이라는 가설이다.

이렇게 노화에 관한 통설이 정리되지 않은 채로 존재하고 있는 것은 그 원인이 아직도 정확히 파악되지 아니하였음을 의미한다. 당연히 그 정확한 원인을 모르니 뚜렷한 노화의 해결책 역시 마련할 수 없겠거니 하는 추정을 가능케 한다.

하지만 우리는 최근 맨발로 걷는 많은 회원들로부터 그러한 노화의 현상이 멈춰섰다는 소식을 자주 접하고 있다. 오히려 전보다 훨씬 더 젊어지고 있다는 소식이 하루가 다르게 들려오기에 다 같이 놀라 환호하고 있다.

그 대표적인 예가 바로 79세인 마중물 회원의 기쁜 소식이다. 어느 날 아침 그는 인터넷카페에 "희망! 확신! 수많은 연구논문들과 증인들이 가득합니다"라는 제목의 글과 사진을 올리며 자신의 이야기를 전했다.

———— 희망! 확신! 수많은 연구논문들과 증인들이 가득합니다

젊을 때부터 부정맥이 심했고 8년 전 뇌경색으로 쓰러졌었고 6년 전 위암으로 위를 적출해냈고 무좀, 감기, 비염, 알레르기를 달고 살았죠. 심방세동으로 응급실에 여러 번 실려가고 불안한 나날을 보내던 중 맨발걷기를 만났습니다.

내 안에도 맨발걷기 증거가 가득합니다. 동생도 큰 아들도 심장 루프 시술을 두 번씩 받았고요. 부모님들 형님들 모두 심장마비로 소천하신 가문입니다. 지금은 심방세동, 다리에 쥐나는 것, 치주염, 당뇨, 혈압이 없고, 얼굴은 60대라고 합니다.

다짐합니다! 저는 아들 삼형제에 손주가 여섯입니다. 하지만 금전적으로는 노후준비가 부족합니다. 지금부터 한다해도 역부족인 듯하구요. 의식주라면 효성 지극한 자식들에게 의탁할 수도 있으니, 일용할 양식에는 부족함이 없으리라 믿지만, 큰 병을 얻으면 감당할 준비는 없는 셈입니다. 부모님들처럼 내 힘으로 지내다가 어느 날 잠자는 듯 주님 품에 안기어야죠. 병원이나 요양원에 의탁하는 일은 없어야 합니다. 감사하게도 우리는 맨발걷기와 접지를 깨닫게 되었으니 노력 여하에 따라 병원에 격리되는 것은 피할 수 있습니다.

맨발걷기 효과요?

1. 지압효과는 모두 이해하시죠?

2. 즉시 피가 탱글탱글 묽어져서 심혈관질환에서 해방됩니다.

3. 즉시 암의 원인인 활성산소가 중화되고 암의 시작인 염증 및 통증이 해소됩니다.

그밖에 효과들은 차차 아셔도 문제없어요. 고정관념을 깨고 노력해야 합니다. 돈벌이로 치면 더 큰 돈벌이인 셈이고요!

2022년 12월 18일 마중물

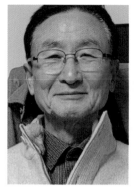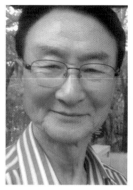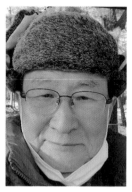

| 맨발걷기 1년 전 모습 | 맨발걷기 1년 후 모습
(2022년 8월) | 맨발걷기 1년 4개월 후
모습(2022년 12월) |

위 마중물님 사진에서의 놀라운 변화를 직접 대조하고 확인해보라. 1년 4개월 전의 얼굴좌측 사진에는 자글자글한 주름과 검버섯들이 얼굴 가득했다.

그런데 맨발걷기 1년 후인 2022년 8월가운데 사진에는 그 주름들이 다 펴지고, 검버섯 역시 다 사라져있다. 이러한 변화가 놀랍지 않은가?

또 그로부터 4개월 후인 2022년 12월 추운 겨울날 아침우측 사진에는 마치 어린이 얼굴의 복사꽃같이 화사하고 더 젊어진 모습을 올려주셨다.

맨발걷기라는 불로초, 바로 그 비약의 발현이 아니고 무엇이겠는가?

위 변화는 마중물 회원만의 예외적인 현상이 아니다. 하루도 빠짐없이 맨발로 걸으며, 긍정하고 감사하고 행복하게 생각하며 살아가는 맨발인들 모두에게 나타나는 보편적인 현상에 다름이 아니다.

맨발걷기국민운동본부에는 수많은 항노화와 회춘의 사례들이 있다. 얼마 전 여의도 샛강에서 진행한 맨발걷기 강연에 참석하였던 75세의 한 여성 회원은 자글자글했던 목 주름살이 맨발걷기를 진행한 1년 만에 깨끗이 펴졌다는 증언을 했다. 목을 감쌌던 옷을 풀어 그 눈부시고 깨끗한 목의 피부를 보여주었다. 또 다른 회춘의 증거인 셈이다.

일산의 한 78세 여성 회원은 지난 30여 년간 안 들리던 왼쪽 귀의 난청이 맨발걷기 2개월 만에 좋아지며 다시 귀가 들리기 시작하였다 증언해주었다.

그 외에 눈이 환하게 밝아졌다는 예는 수없이 많다. 저자 자신도 최근 집에서 돋보기를 아예 쓰지 않고 신문을 보거나 글을 읽고 쓰고 있음도 그러하다.

또 맨발로 걸은 이후 얼굴이 맑아지고, 나이보다 훨씬 젊어지고 예뻐지는 수많은 60~70대 여성 회원들이 있다. 한 명도 예외 없이 각자 뚜렷한 항노화와 젊음의 현상을 보여주고 있다.

이 모든 사례들이 맨발걷기가 수천 년 인류의 비원이었던 무병장수의 유일무이한 해법이라는 증거다. 이제는 전 인류가 수천 년간 찾아헤매었던 노화현상을 멈추거나 지연시키는 비법이 우리가 찾아낸 맨발걷기에 있음을 밝히고 선언해야 할 때가 다가왔다는 생각이다.

그렇다면 그 근본 이치와 메커니즘은 어디에 있을까? 맨발걷기의 놀라운 항노화 효과는 그동안 저자가 누차 강조해온 맨발걷기의 이론체계인 지압효과와 접지효과가 어울려 시너지를 내는데서 비롯된다.

자연 그대로의 숲길을 맨발로 걸으면 땅 위의 돌멩이, 나무뿌리 등으로부터 끊임없이 발바닥을 지압 받게 된다. 이로 인해 온 몸의 혈액순환이 왕성해지면서 각 기관과 세포들이 활성화되어 건강한 젊음이 준비되는 것이다지압효과.

그리고 맨발의 접지를 통해 땅 속 생명의 자유전자가 몸 안으로 올라오면서 온 몸의 생리적 작용들이 최적화된다접지효과. 이때 활성산소가 중화되면서 몸 안의 독소가 소멸되는 데, 이러한 천연의 항산화효과로 접지의 항노화Anti-aging 효과가 일어나는 것이다.

노화에 대한 가설 중 가장 지배적인 것이 누적된 손상이 노화를 일으킨다는 것이다. 신진대사 중에 생성된 오염물질과 독극물 또는 부상에 대한 반응으로 생성된 ROS활성산소에 의해 신체에 손상이 발생하고 이것이 누적되어 노화가 일어난다는 얘기다.

접지 시, 반응성 산화제 즉 활성산소에 의해 조직의 온전함이 손상될 수 있는 모든 신체 부위에, 생체 매트릭스를 통해 항산화의 자유전자를 전달함으로써 노화의 원인을 제어할 수 있다.

또한 적혈구의 표면전하가 오르면서 세포간 밀어내는 힘을 나타내는 단위인 제타전위가 올라가 혈액의 점성을 낮추고, 혈류의 속도를 빠르게 한다_{천연의 혈액희석효과}.

그리고 에너지대사의 핵심물질인 ATP_{아데노신삼인산}의 생성을 촉진하여 활력의 증진과 젊음의 묘약을 제공한다. 세포의 발전소인 미토콘드리아에 땅속으로부터 유입된 자유전자가 무궁무진하게 보충되면서 ATP의 생성이 촉진되고, 피부세포를 촉촉하고 윤이 나게 함은 물론이다_{ATP 생성촉진효과}.

이 모든 천연의 생리적 작용들이 바로 맨발걷기의 항노화와 젊음의 메커니즘인 것이다.

그런데 이중에서도 우리가 이제까지 깊이 관심을 두지 아니하였던, 혹은 몰랐던, 좀 더 직접적인 항노화의 놀라운 효능이 있다. 바로 '천연의 혈액희석효과'에서 비롯되는 항노화의 메커니즘이다. 혈액희석효과가 항노화효과를 일으킨다고 하니 놀랍지 않은가? 맨발걷기로 머리가 새로 발모하고 검은색으로 바뀌거나, 피부의 주름이 펴지고 검버섯이 없어지거나, 안 들리던 귀가 잘 들리고, 눈이 밝아지는 등의 항노화 현상에 강한 영향을 미치는 것은 바로 혈액희석효과로 비롯된다는 통찰이다.

우선 평소 신발을 신어 땅과의 접지가 차단된 채 사는 우리 현대인의 몸은 혈액이 끈적끈적하고 점성이 높다.

그러한 상태가 지속되거나 혈액의 점성이 일정 한도가 넘으면 혈전이 생겨 급성 심정지나 심장마비, 뇌졸중, 뇌출혈 등의 원인을 제공한다.

그렇지 않을 경우에도 일상에서 혈액순환의 장애를 초래함은 자명한 이치라 하겠다.

이러한 혈액순환 장애는 궁극적으로 어떠한 결과를 초래할 것인가? 서울대학교병원 신체기관정보에 의하면 혈액은 혈관을 통해 온몸을 돌면서 산소와 영양소 등을 공급해주고 노폐물을 운반하여 신장을 통해 배설될 수 있도록 한다고 기술하고 있다.

모세혈관까지 포함해 온 몸에 있는 혈관의 길이는 10만km에 달한다. 혈액은 이 긴 모세혈관을 돌면서 각 세포에 산소와 영양소를 공급하고 그 세포가 내뱉는 노폐물들을 운반하는 중요한 역할을 하는 것이다.

그런데 만약 혈액의 점성이 끈적끈적하여 혈액이 제대로 순환하지 않는다면 어떻게 될까? 우선 머리 쪽 모낭 세포에 혈액이 제대로 순환되지 않으면 영양소가 제대로 공급되지 않아, 마치 나무에 물을 주지 않아 나무가 시들시들해지듯 머리털도 시들시들해지며 흰색으로 탈색되거나 머리털이 빠지는 탈모가 일어나게 된다.

피부세포도 마찬가지라 하겠다. 혈액의 순환이 제대로 되지 않을 경우, 피부 세포에 영양소가 제대로 공급이 되지 않고 영양결핍이 되어 피부가 자글자글해지거나 주름이 잡힌다. 더 나아가 피부의 색소가 탈색되면서 검버섯들이 피어나는 것이다.

귀 세포와 눈 세포에도 혈액이 돌지 않으면 영양소가 제때 공급이 안 되며 노폐물이 제때제때 걸러지지 않게 된다. 그 경우 귀와 눈이 그 기능을 잃어 어느새 귀가 잘 안 들리거나 눈이 잘 안 보이게 됨은 당연한 귀결이라 할 것이다.

이러한 현상들을 세간에서는 단순히 나이가 들어가는 자연스러운 현상이라 치부하지만, 맨발걷기의 관점에서 보면 평소 신발을 신고 살고 집에서도 접지가 차단된 삶을 수십 년 살게 되면서 초래되는 전자결핍에서 비롯되는 현상이라 할 것이다.

즉 접지 차단에 따라 초래된 혈액 속 전자의 결핍현상으로 혈액의 점성이 높아지고 따라서 혈류의 속도가 떨어지면서 몸 전체 10만km에 달하는 모세혈관들에 혈액이 제대로 돌지 않기 때문에 불가피하게 초래된 현상이라는 것이다.

각 몸의 조직과 세포들에 영양소가 제때 공급되지 않고 노폐물들이 제때 걸러지지 않으면 조직과 세포들은 생기를 잃어버리고 시들시들해진다.

그러한 노화현상을 멈추게 하거나 지연시킬 수 있는 해법은 무엇인가? 너무나도 간단한 이치다. 신발을 벗고 맨발로 땅을 걷고 접지하면 그 원인인 전자결핍 현상이 해소되고, 자연스럽게 혈액이 맑아지고 혈류의 속도가 전 혈관을 다 빠르게 돌며 전 몸의 조직과 세포들에 다시 영양소를 충분히 공급하게 된다. 그러면 노쇠현상이 멈추게 되고 세포와 조직들이 다시 살아나게 되는 것이다.

맨발로 걷고 땅과 접지하면 당장 혈액이 맑아진다는 사실은 하와이 쥬쥬베클리닉의 의사 키몬 카마이의 유튜브 영상 '접지에 의한 혈액 질의 개선Blood Quality Improved by Earthing'을 보면 누구나 쉽게 확인할 수 있다.

그는 병원에 내원한 환자의 혈액을 우선적으로 채취한다. 이후 환자가 10분간 맨발로 걷게 한 후 다시 혈액을 채취한 후 두 결과를 비교한다.

맨발걷기 전 검사결과에서는 혈액의 세포들이 끈적끈적하게 들러붙어 있었는데, 맨발걷기를 10분간 진행한 후의 검사결과에서는 혈액의 세포들이 마치 포도알처럼 늘어서며 점성이 묽어진 모습을 보여주었다.

또 미국의 심장의학자 스티븐 시나트라 박사는 집에 찾아온 세 손님의 혈액을 채취하고 이후 40분을 맨발로 걸은 후의 혈액을 채취하여 각각의 혈액의 모습을 보여주었다.

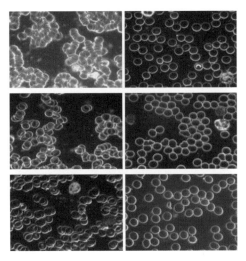

접지 전 3인의 혈액(좌열), 접지 40분 후 3인의 혈액(우열)

위 자료에서 두 모습을 비교해보면 그 차이는 극적이다. 맨발 전에는 세 사람 모두 모두 혈액 세포들이 엉겨붙어 있었지만, 40분 후의 혈액은 세 사람 모두 맑고 깨끗하게 세포들이 늘어서 있었다. 시나트라 박사는 가에탕 쉬발리에 박사와 함께 2013년 2월 14일 미국의 대체의학지에 「접지는 심혈관 질환의 핵심요인인 혈액의 점성을 낮춘다Earthing Grounding the Human Body Reduces Blood Viscosity - a Major Factor in Cardiovascular Disease」라는 연구논문을 발표하기도 했다.

이 연구는 열 명의 건강한 성인 피실험자를 모집하여 진행되었다. 연구는 두 시간 동안 그들의 발에 접지선을 연결하여 나타나는 변화를 측정했다. 접지 전과 후에 각각 혈액을 뽑아 측정을 하였더니 피실험자들의 적혈구의 제타전위, 즉 세포 간의 서로 밀어내는 힘이 평균 2.7배가 더 커졌고 그만큼 혈액의 점성이 묽어졌다는 결과가 나왔다. 혈액이 묽어진 만큼 당연히 혈류의 속도는 더 빨라졌다. 정확히 10명 평균 2.68배 증가한 것으로 보고되었다.

위 각 실험에서 맨발로 걸은 지 10분 후, 40분 후, 또 접지한 지 2시간 후 공히 혈액의 점성이 묽어지고, 혈류의 속도가 빨라졌음은 온 몸의 10만km에 달하는 모세혈관에 혈액이 적정하게 돌게 되었음을 의미함과 동시에 각 조직과 세포에 충분한 영양소의 공급이 이루어지기 시작하고, 노폐물들이 원활하게 회수되기 시작하였음을 의미한다.

위 접지론 논문의 학자들은 접지의 결과 제타전위가 올라가고 혈류의 속도가 빨라져, 심혈관 질환의 중요한 원인인 점성Viscosity을 해소하는 효과가 있다는 해석을 하였다. 하지만 저자는 거기에서 한 걸음 더 나아가 혈액의 혈류의 속도가 빨라지면서 전 몸의 조직과 세포에 영양소를 골고루 빠른 속도로 공급하고 노폐물들을 적시에 수거해 오면서 각 세포들이 생기 있게 되살아나는 항노화와 재생의 놀라운 결과까지 가져온다는 쪽으로 확대해서 해석을 하고자 한다.

그래서 머리가 새로 발모되거나 검게 변하고, 얼굴의 피부나 목살에 주름이 없어지고 피부에서 검버섯이 사라졌을 뿐만 아니라 귀가 들리기 시작하고 눈이 잘 보이는 그와 같은 놀라운 젊음의 항노화 현상이 생기는 것이다.

결과적으로 위 모든 맨발인들의 사례들에 비추어, 그러한 현상들은 그들만의 예외적 현상이 아니라 맨발로 걷는 우리 자신들이 현재 각자 체험하고 있고, 또 누구든 앞으로도 계속 맨발로 걷고 접지하면 혈액이 맑아지면서 전 몸의 조직과 세포가 젊어지고 재생되는 그러한 놀라운 항노화와 젊음의 묘약을 향유하게 될 것이라는 믿음을 가능케 한다.

맨발로 걷는 한 우리는 접지에 따른 혈액희석효과로 무서운 심혈관 질환, 뇌질환으로부터 자유로워지게 됨은 물론 각 세포에 충분한 영양소가 공급되면서 머리가 더 이상 빠지지 않고, 얼굴도 탱글탱글하고, 눈도 귀도 밝을 뿐만 아니라, 기억력도 항시 또렷한 젊고 건강한 삶을 유지해나갈 수 있다.

저자는 이러한 확신을 독자 여러분들과 함께 공유하고자 한다. 우리의 맨발걷기는 전 인류가 지난 수천 년 동안 찾아헤매었던 불로초, 바로 그 항노화의 비법이라는 사실의 통찰이자 재확인이다.

2

하버드 대학 교정 출입문에
새겨진 지혜

코로나19 팬데믹이 잠잠해지며 몇 년 만에 미국의 마이애미, 보스턴과 캐나다의 토론토를 방문, 가족들과 몇몇 곳을 여행한 후 무사히 귀국하였다. 여행간 각 곳에서 수시로 맨발로 땅을 밟으려 노력했지만 기본적으로 미국의 그 어느 도시에도 맨발로 걸을 수 있는 흙길은 찾을 수가 없었다. 모든 보행로는 하나도 예외 없이 시멘트, 아스팔트로 덮여있었다. 그 길들 주변은 넉넉하게 잔디밭으로 조성되어 있지만, 그 어디도 맨발로 걸을 수 있도록 준비된 곳은 한 군데도 없었다. 잔디밭은 모두 애완견들의 놀이터이자 배설의 장소로 활용되고 있기 때문이다.

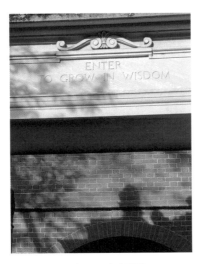

하버드 교정의 돌문

심지어 세계 최고의 명문대학인 하버드대 교정의 보행로마저 예외 없이 시멘트길로 덮여 거미줄처럼 펼쳐져 있었다. 저자는 그러한 길을 걸어 하버드대의 설립자인 존 하버드의 동상이 세워져있는 중앙광장으로 들어가는 돌문의 상단에 새겨져있는 글귀를 발견했는데 그것은 저자로 하여금 많은 것을 생각게 했다. 'Enter to Grow in Wisdom지혜 속에서 성장하도록 들어오라' 이 문구를 보고 저자는 무엇이 지혜Wisdom인가를 자문해보지 않을 수 없었다. 지혜란 모든 인류가 건강하고 행복하게 살 수 있는 보편타당한 길을 의미한다. 그런 관점에서 세계 최고의 명문인 하버드대도 우리가 항상 이야기하는 천지인의 조화에 근거한 조물주의 섭리라는 지혜를 학생들에게 가르치고 있는지, 아니면 단순한 지식의 전달과 축적에만 급급해 오고 있는 것은 아니지 하는 의문이 들었다.

현대문명을 꽃피운 현 인류의 지식과 찬란한 금자탑이 조물주의 섭리를 외면하고, 천지인의 이치를 무시한 채 발전하고 있는 것은 아닌지, 그러한 문명의 발전에도 불구하고 무수한 질병의 질곡에 빠진 오늘날 현대인의 고통과 수많은 죽음들이 왜 초래되고 있는 것인지, 하버드대의 지혜는 이러한 이면의 진실을 어떻게 탐구하고 가르치고 있는 것인지 등의 의문이 꼬리에 꼬리를 물었다.

긍정적으로 생각해보면 오랜 인류의 염원인 무병無病과 장수長壽 중 장수의 꿈은 현대 문명과 의학의 발전으로 조금씩 이루어나가는 듯 보인다. 하지만 정작 중요한 무병의 꿈은 못 이루고 있어 안타깝다. 당장 기대수명과 건강수명의 갭이 18년 정도이다. 이러한 차이를 줄이고 살아있는 동안 병 없이 건강하게 살자는 우리의 염원 말이다.

조물주는 인간을 포함해 어떠한 생명체든 살아있는 동안 건강한 생명을 유지할 수 있는 기본적, 근원적 조건을 만들어놓았다. 하늘天을 통해 햇볕과 신선한 공기라는 생명의 치명적 유지조건을 준비해놓았고, 땅地을 통해 생명의 자유전자를 공급함으로써 생명체의 중요한 생리적 작용들이 최적화되도록 준비해놓았다.

그런데 현대문명이 발전하면서, 사람人들은 절연체의 신발을 신게 되었다. 아스팔트, 시멘트, 우레탄 등 부도체로 포장한 도로를 걷고 땅地과의 접지가 차단된 자동차를 타고 다니게 되고, 집은 흙이나 황토로 지어진 건물이 아닌 고층 빌딩에서 주거하게 되었다. 철저하게 땅地과의 접지가 차단된 삶을 살게 된 것이다.

숲속 나무들이나 토종닭 등 땅에서 키우는 동물들이나 야생의 동물들과 똑같이 건강한 생명체로 설계되고 준비된 우리 인간의 삶이 '전자의 결핍' 현상으로 비롯된 질병의 질곡 속으로 빠져든 어리석음을 자초하게 된 것이다.

이러한 사실은 지난 2006년 저자의 저서 『맨발로 걷는 즐거움』 2023년 『맨발걷기의 첫걸음』으로 재출간에 저자 자신이 맨발걷기로 각종 건강을 회복하고 쓴 맨발걷기의 자연의 지압효과 Natural Reflexology 이론으로 일차 정리되었다.

그 이후인 2010년에는 전기기술자 클린트 오버와 심장의학자 스티븐 시나트라 박사의 『어싱』 책이 출간되었다. 이후 미국의 에너지의학자 제임스 오쉬만 박사, 공학물리학자인 가에탕 쉬발리에 박사, 폴란드의 쏘칼 부자 박사 등의 학자들이 접지이론과 임상실험 결과를 발표했다. 저자는 이들의 저술과 자신의 접지실험 결과들을 저 나름으로 종합하고 체계화하여 접지효과 Earthing Effect 이론으로 정리하였다.

또한 이러한 사실은 지난 7년여 저자의 '맨발걷기국민운동본부'

여러 회원들의 각종 질병 치유 사례들로 뚜렷이 입증되었다.

거기에 덧붙여 저자가 정리한 발가락의 아치 및 발가락이론까지 확립되면서 맨발걷기는 명실상부한 땅地과의 지압 및 접지에 근거한 조물주의 섭리의 방편으로 확인·정립되기에 이르렀다.

우리 인간의 보편적 삶의 지혜는 바로 그러한 조물주의 섭리를 인식하고 실천함에 다름 아니라는 믿음이자 확인이다.

사안의 진실이 그러하다면, 하버드대가 학생들에게 가르치고자 하는 지혜는 아직 그러한 진리와 섭리에까지 미처 이르지 못하고 있음을 이번 미국 여행을 통해 다시 한 번 확인하게 되었다. 하버드대와 MIT대 교정을 거미줄처럼 연결한 시멘트, 아스팔트 길들이 그를 증거하고 있다.

그렇다면 해결책은 무엇인가? 바로 맨발걷기의 인류의 건강증진에 관한 이론체계와 실제 맨발걷기를 통한 치유사례들을 하루빨리 미국을 포함한 전 세계로 시급히 알리고 계몽해야 한다는 당위에 다시 한 번 이르게 된다. 아울러 지난번 미국 방문, 특히 하버드대, MIT대 등 교정의 방문을 통해, 머지않은 미래에 하버드대 등 미국 주요 대학의 강단에서 '맨발걷기의 이론과 치유의 섭리'를 주제로 강의를 할 수 있는 날을 가져야 한다는 또 다른 목표를 갖는 중요한 계기가 되었다.

그를 위해 널리 맨발걷기를 강의하고 가르칠 수 있는 새로운 지도자들의 조속한 육성과 동시에 빠른 시간 내 맨발걷기에 대한

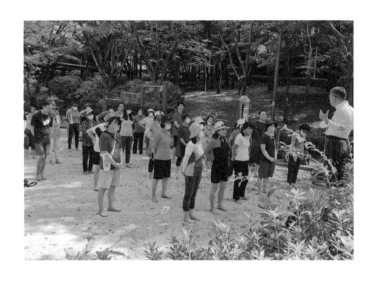

영어 유튜브의 방송도 추진해야겠다는 다짐에 이르게 되었다.

어느 날 앞으로 양성되는 우리 '맨발걷기국민운동본부'의 여러 지도자들을 통해 국내외의 맨발걷기 강의가 진행되고, 해외에서도 다양한 맨발강의와 맨발걷기 교육이 이루어져나감으로써 하루속히 우리 국민들은 물론 전 세계인들이 모두 맨발로 걷는 건강세상으로 나아갈 수 있는 그런 세상을 우리 모두 다같이 만들어나가자는 다짐이 바로 지난번 미국, 캐나다 여행에서 얻은 소중한 교훈이자 소득이다.

3

접지권 입법으로 여는
거주지 맨발걷기 시대

우리나라 헌법 제35조 제1항은
"모든 국민은 건강하고 쾌적한 환경에서 생활할 권리를 가지며 국가와 국민은 환경보존을 위하여 노력하여야 한다"라고 규정하고 있다. 건강권과 환경권을 인간으로서의 존엄을 유지하기 위한 기본권 중의 하나라 천명하고 있는 것이다.

위와 같은 헌법 규정에 따라 인간은 누구나 일조권, 조망권 등을 향유할 수 있으며 이에 대한 침해를 배제할 권리를 인정받고 있다. 따라서 우리는 헌법상 주거단지 주변이나 근린공원을 덮고 있는 부도체의 아스팔트, 우레탄, 야자매트를 걷어내어 흙길 보행로를 확보할 권리도 갖고 있는 셈이다.

현재 일조권, 조망권 등은 법령으로 또는 판례로 그 권리가 보호되고 있다. 특히 일조권과 관련된 현행 법령으로는 건축법 제53조, 건축법시행령 제86조, 서울특별시 건축조례 제60조 등이 있다. 대법원은 "건축법 등 관계 법령에 일조방해에 관한 직접적인 단속법규가 있다면 (중략) 구체적인 경우에 있어서는 어떠한 건물 신축이 건축 당시의 공법적 규제에 형식적으로 적합하다고 하더라도 현실적인 일조방해의 정도가 현저하게 커 사회통념상 수인한도를 넘은 경우에는 위법행위로 평가될 수 있다_{대법원 1999. 1. 26. 선고 98다23850 판결}"고 판시하였다. 사법상 일조권 침해 여부는 공법적 규제의 적합여부와 상관없이 판단하고 있는 것이다.

일조권이란 '햇빛을 받아 쬘 수 있도록 법률상 보호되어 있는 권리'를 말한다. 일상에서 인간은 인체의 발육을 위해서, 건강관리를 위해서, 또는 정신건강을 위해서 햇빛을 받아야 한다. 이는 매우 중요한 일이 아닐 수 없다.

조망권도 마찬가지다. 조망권이란 특정한 위치에서 바라볼 때 보이는 바다나, 강, 산 등 자연경관이나 역사 유적, 문화유산 등 특별한 경관을 볼 수 있는 권리를 말한다.

대부분은 건물과 관련되어 있어서 좁은 의미로 보면 건물 창문이나 베란다 등에서 경관을 볼 수 있는 권리로도 한정되고 있다. 수평 수직 시야의 범위 안에서 외부 공간, 특히 바다나 강, 산 등을 얼마나 조망할 수 있는지에 따라 주거 환경, 건물 가격 등이

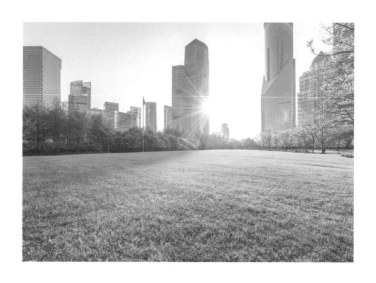

달라질 수 있기 때문이다.

그렇다면, 앞으로는 접지권이라는 원래 우리 모두가 보유한 인간이 땅을 밟고 살 권리에 대해서도 심각하게 고려해보아야 할 때가 되었다. 땅을 맨발로 밟는 것, 즉 접지의 효과는 이제까지 누누이 말씀드렸듯이, '땅과의 접지는 치유한다'는 확고한 기본 명제가 있다.

땅과의 접지는 땅 속에 무궁무진하게 존재하는 생명의 자유전자를 통해 우리 인간의 생리적 시스템이 당초 조물주가 설계해놓으신대로 완벽하게 작동하도록 해줄 뿐만 아니라 궁극에는 우리 인간이 가지고 있는 수많은 질병의 고통으로부터 우리 인간을 근원적으로 자유로워질 수 있도록 해주기 때문이다.

그래서 땅을 맨발로 밟고 접지함은 조물주가 우리에게 부여하는 축복이자 마치 숨겨진 보물지도와 같은 것이다.

만약 현대문명병의 치유의 근원인 땅을 맨발로 밟고 접지함이 가능한 아파트 주거단지와 그것이 불가능한 오늘날 대부분의 아스팔트와 시멘트로 덮인 아파트 주거단지 중 하나를 선택해야 한다 해보자. 독자 여러분들은 어디를 선택하겠는가? 만약 세상 사람들이 위와 같은 접지의 놀라운 치유효과를 알게 된다면, 당연히 땅과의 접지가 가능한 아파트는 땅과의 접지가 차단된 다른 아파트와는 비교할 수 없는 커다란 가치로 등장하게 될 것이다. 다시 말씀드려 땅과의 접지 가능성 여부가 앞으로는 '접지권'이라는 새로운 이름으로 등장하게 되어 위에서 말씀드린 일조권이나 조망권보다도 훨씬 더 중요한 가치로 대두될 것이라 믿어 의심치 않는 이유이다. 그리고 위 일조권처럼 건축법 등에 관련 접지권을 보장하기 위한 조항 역시 신설되어야 한다 믿는 것이다.

맨발걷기국민운동본부는 땅과의 접지가 가능한 우리의 일상을 보호하기 위해 많은 노력들을 기울여왔고 앞으로도 기울여갈 것이다. 우리는 청계천 물길을 따라 조성되어 있는 보행로에서 시멘트길 한 쪽을 걷어내고 흙길로 만들자는 운동을 해왔고, 어린이대공원에 약 3.5km에 달하는 시멘트 포장 둘레길을 흙길로 만들자는 운동을 해오는 등 지속적으로 노력을 기울이고 있다.

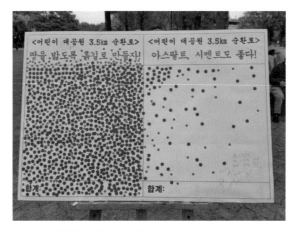

어린이대공원 흙길 조성 여론조사 결과 - 91.4% 흙길 찬성

좀 더 근본적으로는, 국민 다수가 거주하고 있는 주거 형태인 각 시, 도, 군의 아파트 단지와 주변의 근린공원에, 시멘트, 아스팔트, 우레탄, 아스콘 등으로 깔린 산책로를 흙길, 황톳길로 바꾸고 곳곳에 세족시설을 설치해놓자는 운동을 하고 있다. 이것이 실현된다면 모든 주민들이 언제든지 일상에서 신발을 벗고 맨발로 걸으면서 건강한 삶을 이루어나갈 것이다.

그래서 전국의 시, 도, 군 자치단체에 아래와 같은 정책 제안을 한다.

첫째 아파트 등 집단 거주지의 산책로 중 일부를 흙길로 변경·조성하고 세족시설을 의무화하여, 시민들의 건강한 주거환경을 조성해나가도록 정책을 만들어주기 바란다.

둘째 거주지 주변의 근린공원이나 천변 보행로 등에 깔려있는 시멘트, 아스팔트, 우레탄 등을 일부라도 걷어내고 자연 그대로의 마사토, 황톳길 등을 깔아, 주민들이 언제든 신발을 벗고 맨발로 땅을 밟으며 산책하고 운동할 수 있도록 하는 건강한 근린 생활환경을 만들어주기 바란다.

셋째 크고 작은 등산로와 숲길에 깔려있는 외국산 야자매트를 걷어내어 숲길을 찾은 시민들이 편안하게 흙을 밟으며 건강한 삶을 영위할 수 있도록 야자매트들을 철거해주기 바란다.

위와 같은 정책 내용들이 반영되어, 우리의 각 아파트 단지 내 보행로들이 일부라도 흙길로 바뀌고 인근 근린공원 역시 보석 같은 흙길로 재단장 된다면, 주민들이 항시 맨발로 걷고 접지할 수 있는 친환경적, 친자연적 생활환경이 조성될 것이다. 그러한 명품 흙길 보행로와 세족시설을 갖춘 주거단지는 주민들의 건강한 삶이 보장되는 진정한 가치로 승화될 것이다.

이제 우리의 노력 여하에 따라, 머지않아 우리나라는 물론 세계 최초의 '접지권'이라는 권리 개념이 도입되고, 그 결과 우리나라 국민들은 물론 전 세계 각국의 사람들이 과거 조물주가 설계해 놓은대로의 맨발로 흙길을 밟으며 건강하게 살 수 있는 세상이 도래할 것이라는 믿음이다. 모든 사람들이 살고 있는 일상의 거주지의 주변에서 언제든 맨발로 걸으며 건강하게 살아가는 그러한 시대가 반드시 도래할 것이라는 희망을 말이다.

4

저출산 위기, 난임을 해소하는
맨발걷기가 답이다

2017년 IMF의 크리스틴 라가르드 총재는 "한국의 저출산 현상은 '집단적 자살Collective Suicide'과 같다"고 했다. 최근 테슬러의 최고경영자 일론 머스크도 "한국이 세계에서 가장 빠른 '인구 붕괴Population Collapse'를 겪고 있다"고 했다.

전 세계 합계 가임여성 1인당 출산율은 1960년대 5명에서 2020년대 2.5명으로 줄었다. 각 국가별로 살펴보면 선진국 미국은 1.8명으로, 일본은 1.5명 정도로 떨어졌다. 반면 우리나라는 선진국들보다 그 움직임이 더 심각하다. 2017년 1.05명, 2022년 0.78명으로 급락 추세를 보이고 있다.

이에 우리의 새 정부는 "인구정책을 전면 재구조화할 것"이라고 밝혔지만, 당장 나온 구체적 대책은 "앞으로 아이가 태어나면 1년 동안 매달 100만 원, '부모 급여'를 지급하겠다"는 정도뿐이다. 이 정도의 정책으로 지금의 심각한 저출산 추세를 반전시킬 수 있을지는 의문이다.

여기서 우리 사회 저변에는 출산을 하고 싶어도 잉태가 어려운 젊은 쌍이 다수 존재한다는 사실에 주목해야 한다. 실제로 '애를 낳고 싶다'며 병원을 전전하는 난임 인구는 연간 약 23만 쌍에 달하고 있다. 그 중 출산에 성공한 경우는 2020년 기준 약 12%인 28,669명에 그친다.

23만 명 중 3만 명 정도만 출산에 성공한다면 여전히 약 20만 명의 사람들은 고통스러운 시술과정을 반복하며 병원을 전전하고 있다는 것이다. 그래서 이들은 일명 '난임 노마드Nomad, 유랑민'로 불리기도 한다.

그들에게는 '부모급여'와 같은 당근책보다 당장 잉태의 성공이 절박하다. 그들 중 절반만이라도 잉태에 성공할 경우 한 해 출생아 수가 약 100,000명 늘어나게 된다. 2022년 기준 한국 출생아 수가 24만 9,000명이었으니 당장의 저출산 추세를 반전시킬 수 있는 스모킹건이 아닐 수 없다.

여기서 우리는 그들이 왜 잉태에 실패하고 있는지에 대해 통찰

해볼 필요가 있다. 지난 2021년 12월 15일 과학 잡지『네이처』지에 수록된 논문인「출산율 저하의 환경적 요인」은 지난 50년간 인간의 생식生殖 건강, 즉, 남성의 정자 운동성이 감소하고 여성의 난자 배란 빈도와 배란의 질이 감소·저하되었음을 지적한다. 그 이전에 이스라엘 히브류 대학에서 발표된 한 논문을 보면 서구 남성의 정자 농도가 1973년에서 2011년 사이 평균 52.4% 감소하였음을 밝혔다. 결국 지난 50년간 인간의 생식건강 악화가 전 세계적인 출산율의 저하로 이어져왔음을 시사하는 것이다.

이러한 변화의 원인이 무엇인지를 찾아야 한다. 대부분의 현대인들이 부도체 신발을 신고 살기 시작한 것이 1950년대부터였다. 그렇다면 변화의 원인은 땅과의 접지 차단에 따른 몸 속 '전자 결핍' 현상에서 찾을 수 있을 것이다.

2010년 이후 미국의 접지이론 학자들이 발표한 임상연구 논문들과 최근 '맨발걷기국민운동본부' 회원들의 출산 성공 사례들이 그를 입증한다.

신발을 벗고, 맨발로 땅을 밟고 접지하면 몸 안의 활성산소가 중화되고, 혈액이 맑아지며 혈류의 속도가 빨라진다. 또 활력의 원천인 ATP의 생성이 촉진된다. 당연히 인간의 생리적 활동이 증강되고, 정액 생산량은 물론 정자의 활동성이 증가되고 배란의 질도 향상된다.

저자가 실시한 접지실험에서도 접지되지 않은 채 화분 속에 키운 고무나무는 2년 여가 지난 지금 잎이 병들어 썩어가고, 잔뿌리도 생기지 않고 성장도 정체되어 간다. 나무 둥치 자체도 빈약하기 짝이 없다. 반면 접지된 고무나무는 왕성한 성장과 함께 잎들도 건강하고, 잔뿌리도 왕성하게 자라며, 나무 둥치도 접지 안 된 나무에 비해 2배 정도로 굵어지는 등 건강한 생명력을 보이고 있다.

또 접지되지 않은 금붕어 세 마리는 먹이를 주지 않은 5일간 배설도 별로 않고, 힘이 쇠잔해진 반면, 접지된 금붕어 세 마리는 같은 상황에서 시커먼 숙변들을 쏟아내며 쌩쌩한 활력을 유지하는 상반된 모습을 보여주었다.

동 실험의 결과는 맨발로 걷지 않고 접지가 차단된 채 사는 인간들의 경우에도 마찬가지다. 요즘 젊은 남성의 경우 정자의 활동성이 저하되고 정자의 꼬리조차 보이지 않는 경우들이 많다. 젊은 여성은 배란기일이 일정치 않거나 생리가 불순한 경우가 많다. 접지가 되지 않은 식물과 동물에게서 나타나는 반응과 맥을 같이 한다.

반면 맨발로 걷고 접지하며 사는 젊은 부부의 경우 둘 다 적토마와 같은 활력을 유지한다. 실제 '맨발걷기국민운동본부'에서는 최근 잉태와 출산의 경사가 네 쌍째 잇달고 있다. 45세 동갑내기 한 부부가 맨발로 걷기 시작한 이후 12년 만에 뜻하지 않은 셋째

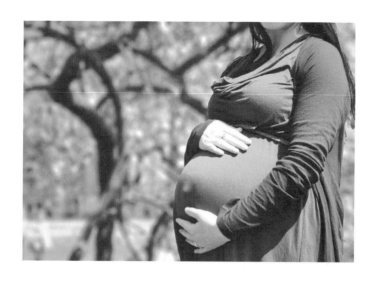

의 잉태·출산을 경험했다.

44세의 한 동갑내기 부부는 결혼한 지 10년이 넘도록 네 번에 걸쳐 시험관 아기 시술을 시도했으나 실패했다. 2020년 저자의 맨발강의를 듣고 부부가 같이 맨발걷기를 시작한 이후 다섯 번째의 시험관 아기 시술에 마침내 성공, 건강한 사내아이를 출산하였다.

또 결혼한 지 각각 9년, 4년 된 두 쌍의 젊은 부부도 결혼 후 그동안 아기가 없었는데, 저자의 권유로 맨발걷기와 접지를 시작한 이후 모두 곧장 임신에 성공, 최근에 건강한 아기들을 출산하였다.

결국 맨발걷기와 접지는 정액 생산의 증가와 정자의 활동성 강화 및 난자의 건강성 회복 등을 통해 난임 부부들의 잉태를 성공

시킨다는 결론을 내릴 수 있겠다. 위 네 쌍 젊은 부부들의 연이은 잉태와 출산의 성공이 그를 증거한다.

이에 저자는 전국 각 시, 도, 군에 23만 쌍의 난임·불임 부부들을 위한 민관 합동 '맨발걷기힐링스쿨'을 개설하고, 맨발걷기로 참여하는 난임·불임 부부들에게 시험관 시술비용을 보조하는 등 강력한 인센티브를 제공할 것을 제안한다. 이를 시행하면 단기적으로 인구 순감소의 추세를 반전시키는 데 효과를 발할 것이다.

동시에 보건당국이 '맨발걷기국민운동본부' 및 시험관 수정 시술 전문병원과 공동으로 맨발걷기, 접지 후 피험자들의 정액 생산량의 변화, 정자 수와 그 활동성의 변화, 난자의 건강성 등에 대한 임상연구를 실시해 저출산 해소에 대한 근원적 대책의 수립에 나서주기를 바란다.

이 경우 당장 우리나라의 심각한 저출산 및 인구절벽의 위기도 빠른 시간 내 그 돌파구가 마련되리라는 기대이다.

5

제프 베조스, 빌 게이츠의
설거지와 수돗물 접지

우리는 숲길을 맨발로 걸으며 지압효과와 접지효과를 누리고 산다. 하루하루가 그래서 즐겁고 건강하다. 맨발로 걸으며 발바닥 아치의 스프링효과와 혈액펌핑 효과로 온 몸 전체의 근골격계를 싸고 있는 근육들이 말랑말랑해지며 근골격계의 통증들이 해소되어지고 혈액순환이 왕성해지면서 면역력이 강화된다. 감기, 독감 등 바이러스의 침투에 강해지고 몸과 정신이 당당해지는 이유이다.

거기에다 맨발과 땅의 접지효과로 땅속으로부터 생명의 자유전자가 올라와 만병의 근원인 활성산소를 중화하고, 혈액을 묽게 해줄 뿐만 아니라 에너지대사의 근원인 ATP의 생성을 촉진한다. 또한 스트레스 호르몬인 코르티솔 분비를 완화시켜주고 염증과 통증의 해소를 촉진한다. 한 마디로 신체와 정신 모두의 건강한 삶의 길을 환하게 열어주는 것이다.

그런데 꼭 숲길을 맨발로 걸어야만 그러한 효과를 누릴 수 있느냐는 질문을 많이들 한다. 그렇다. 지압효과와 접지효과를 동시에, 더 나아가, 그 승수효과를 누리려면 맨발걷기가 아닌 다른 길은 없다. 맨발걷기가 으뜸인 이유다.

다만 그 이외 지압효과는 못 얻더라도 접지효과를 얻기 위한 보완적인 방법을 들라면 집안에 들어온 접지선에 우리 몸을 연결하는 방법을 들게 된다. 그러면 그 다음에는 또 어떠한 방법이 있느냐고 질문하면 아래의 답을 할 수 있을 듯하다.

얼마 전 수도관 접지 실험을 하다가 수도관이 접지가 된다는 사실을 확인하였다. 또 수도관을 통해 올라오는 수돗물이 접지가 된다는 사실도 확인하였다.

그렇다면 일상에서 우리는 수돗물을 우리의 손이나 몸으로 접하여 접지효과를 얻을 수도 있다. 수돗물을 틀고 샤워를 하거나 설거지를 하는 경우가 해당되겠다.

얼마 전 마침 아파트 엘리베이터를 탔더니, 엘리베이터 안 홍보 전광판에 "청소 연○소"라는 회사의 광고가 나온 적이 있다. "집에서 귀찮게 설거지를 하세요? 우리 청소 연○소에 맡기세요"라고 하면서 해당 유니폼을 입은 여자 분이 고무장갑을 끼고 설거지하는 모습을 비추었다. 접지가 되는 그 소중한 설거지를 다른 사람에게 맡기고, 또 그 맡은 외부 사람은 고무장갑으로 설거지를 하니, 모든 사람들이 그 점에서도 접지가 차단되고 있는 현장을 목격하게 되었다.

모든 현대인들이 접지가 차단된 고무밑창의 신발을 신고, 부도체의 아스팔트길을 걷고, 접지가 차단된 고층 아파트에서 사는 데서 더 나아가 그나마 잠깐이라도 접지할 수 있는 설거지까지 비싼 돈을 지불하면서 외부 사람들에게 맡기라고 광고를 하고 있는 것이었다.

세계 최고의 부자인 아마존의 설립자 제프 베조스 57세와 제2의 부자인 마이크로소프트의 창업자 빌 게이츠 66세의 공통적인 취미가 바로 집에서 식사 후 그릇을 씻는 설거지다. 놀랍지 않은가? 물론 요리하는 부인들을 위해 집안일을 돕기 위한 인간적인 부부애의 한 방편이기도 하겠지만, 설거지하며 수돗물을 손을 대고 있을 때의 그 상쾌함과 유익함을 머리 좋은 제프 베조스나 빌 게이츠가 놓칠 리 없을 듯하다.

세상에서 돈을 제일 많이 번 사람들이니, 돈 한푼 안 들이고 가정의 사랑과 애정도 키우고 건강함까지 살 수 있는 설거지야 말로, 조금은 과장이지만, 바로 최고의 가치 있는 돈 버는 방법이 아닐까 싶다.

물론 그들은 모르고 있겠지만, 그 수돗물을 손에 접하는 동안 그 자신들이 땅으로부터 수돗물을 통해 올라오는 자유전자로 인해 첫째, 몸속의 활성산소가 중화되면서 몸 안의 독소가 빠져나가고, 둘째, 한 10분만 설거지를 해도 혈액의 제타전위가 올라가 혈액이 맑아지고, 셋째, 에너지대사의 핵심 물질인 ATP의 생성을 촉진하고, 넷째, 스트레스 호르몬인 코르티솔의 분비를 안정화시킴으로써 천연의 신경안정제 역할까지 하고 다섯째, 통증과 염증까지 완화한다는 사실을 생각하면, 세계 최고로 영리하고 이재에 밝은 그들이 그러한 사실들을 본능적으로 인지하고 있는 것은 아닐까 생각을 해보았다.

제프 베조스는 한 언론과의 인터뷰에서 "설거지는 내가 하는 가장 섹시한 일이라고 꽤 자부한다"고까지 말했다. 빌 게이츠도 "나는 매일 밤 설거지를 한다. 다른 사람을 못하게 하고 내가 좋아하는 설거지를 한다"고 하였다.

그래서일까? 2015년 플로리다 주립대는 설거지에 관한 연구에서 "설거지에 정성스럽게 집중할 경우 스트레스가 27% 감소한다"는 연구결과까지 내놓았다. 그럴듯하지 않은가?

그래서 제프 베조스나 빌 게이츠는 그 또래의 부자들이 흔히 겪는 암이나 심혈관질환 등 심각한 현대문명병들로부터 비교적 자유로운지도 모르겠다. 그들과 유사한 류의 사람이었고, 빌 게이츠와 같은 나이였던 애플의 창업자 고故 스티브 잡스는 56세의 이른 나이에 췌장암으로 사망한 점을 비교해볼 때 더 그러하다. 적어도 스티브 잡스가 생전에 설거지를 좋아했다는 기록은 없었다.

미국에 사는 저자의 아들과 며느리와 전화를 하다 그런 이야기를 해주었더니, 며느리 왈 "그럼 아버님, 이제부터는 저희들 설거지를 서로 하려고 경쟁하겠는데요?" 하며 같이 웃었다. 아들이 벌써 설거지를 제법 해주나보다 하고 내심 생각했고, 그 점 오히려 다행이다 싶었다.

최근 저자도 얼마 전 안사람이 다리를 다쳐, 며칠간 설거지를 도맡아 하다가 이제는 아예 저녁 후 간단한 설거지는 저자의 차례가 되었다. 집사람을 도와준다는 측면에서도 그러하고, 수돗물을 쓰는 동안 수도꼭지를 통해 샤워처럼 시원하게 쏟아지는 수돗물을 통해 접지한다는 점에서도 설거지는 매우 유용하고 또 상쾌한 일이 되었다. 이래저래 감사한 일이다.

이제는 남성 독자 여러분의 경우, 혹시 아직 그리하지 않고 계시다면, 적어도 저녁 식사 후에는 설거지를 자원하셔서 부인들로부터 더욱 더 사랑받는 남편이 되시고, 또 그를 통해 접지시간을 유용하게 늘려 건강의 이점도 득하는 양수겸장의 지혜를 활용해보시길 바란다.

6

주방, 수영장, 목욕탕에서도 접지효과를 누려라

"설거지의 기쁨, 그것이 바로 접지다"는 글을 올렸더니, 지난 40여 년간 한 번도 설거지를 해보지 않았다는 한 회원이 당장 "믿어지실지 모르지만 저는 결혼해서 45년 동안 설거지를 안 해봤습니다. 어제 회장님 유튜브 보니까 설거지할 때도 접지효과가 있다고 말씀하셔서 점심 먹고 설거지하려고 하는데 안사람이 어떤 반응을 보일지, 기절은 하지 않을지 ㅎㅎㅎ"하고 올려주었다.

우리가 현대의 생활을 살아가면서 일상생활에서 항상 접지하며 살기가 쉽지는 않지만, 우리가 일상에서 쓰는 수돗물에 손을 대고 있거나, 수영장에서 수영을 하거나, 수도관이 잠긴 목욕탕에서 목욕을 하거나 또는 욕조에 물을 받은 후, 접지선을 연결하여 목욕을 하면, 마치 자연 속 냇물이나 호수에서 접지하며 목욕하는 것과 같은 효과를 볼 수 있다.

일반 가정의 수도관이 접지가 되고, 따라서 그 속을 흐르는 수돗물이 접지된다는 사실을 여러분의 실제의 생활에서도 응용해보시기 바란다. 어쩌면 그러한 사실이 부엌에서 수돗물을 많이 쓰시는 여성들이 남성보다 일반적으로 더 장수하는 것과도 일종의 상관관계가 있지 않을까 하는 생각이 든다.

2019년 통계청 발표 한국인의 남녀 평균수명을 보면, 여성은 86.3세임에 비해 남성은 80.3세로 여성이 평균 6년을 더 산다. 그런데 UN의 세계 통계자료Our World in Data의 미국인들의 수명의 추이를 보면, 재미있는 사실이 나온다. 즉, 미국의 경우 1850년대까지는 남녀의 수명에 차이가 없었으나 1880년대부터 여성의 수명이 꾸준히 길어지기 시작하여 2014년도 여성은 81.1세, 남성은 76.3세로 약 5년의 차이가 나고 있다. 우리나라와 비슷한 남녀 대비 수명의 차이를 보이고 있는 것이다.

왜 이렇게 여성들이 평균하여 남성들보다 5년 이상 더 오래 살까? 상식적으로 보아, 여러 가지 남과 여의 근본적인 생리적 차이들이 그러한 평균 수명의 차이를 만들어내겠지만, 위 UN의 통계자료에서도 왜 여성이 더 오래 사는지 특정한 구체적인 증거들은 제시하지 못하고 있다.

그런데 위 미국의 통계를 접지이론의 관점에서 한번 해석을 해보자. 저자는 이제까지 지난 19세기 이후 현대 문명생활이 시작되면서 사람들의 접지가 차단되기 시작했다고 설명을 해왔다. 그 전에는 모든 사람들이 접지된 삶을 살았다는 것이다. 당연히 그 이전 시대에는 남과 여의 접지시간에 차이가 없었다는 추정이 가능하겠고, 따라서 남녀의 수명의 차이도 없었다 할 수 있겠다.

그런데, 그 이후의 현대인들의 삶에 있어서 여성들은 부엌일을 많이 하며 수돗물을 꾸준히 써왔고, 반면 남성들은 그 점에서 여성들보다 못하다고 할 수 있겠다. 그런 관점에서 보면, 20세기 이후, 일상에서의 여성들이 부엌에서 더 많은 시간을 보내며 더 많이 더 자주 수돗물을 씀으로써, 결과적으로 접지시간이 남성보다 일반적으로 더 길어졌다는 추론이 가능하겠고, 그러한 남녀의 접지시간의 차이가 남녀의 수명의 차이에 상응한 영향을 미치고 있는 것은 아닐까 하고 한번 생각을 해본다.

그 인과관계의 옳고 그름을 떠나서, 우리가 일상에서 가능한 땅과 많이 오랜 시간 접지하는 것이, 그동안 설명드려온 접지 이론의 측면에서 바람직하다는 관점을 유지한다면, 그 이치가 전혀 근거가 없지는 않지 않을까 생각을 해본다.

언젠가 한 여성분이 답답할 때면 수돗물을 틀어놓고, 손을 대고 있으면 몸과 마음이 개운해진다며, 수돗물을 자주 틀어놓고 있어 한 달 수도사용료가 10만 원 넘게 나온다는 이야기를 한 적이 있는데, 위 상황에 비추어 보면 일리 있는 이야기라 생각된다.

그래도 지금부터는 차라리 수도관의 쇠 파이프 부분을 잡고 있거나 아니면 수조나 욕조에 물을 받아놓고 접지선을 연결해 손을 대고 있으면 접지도 되고, 수돗물 값도 절약하실 수 있다는 말씀을 드리고 싶다.

한편 우리가 아침, 저녁으로 샤워를 할 때나 목욕할 때 목욕탕의 욕조도 수도관이 항시 물에 잠겨있고, 또 수돗물이 계속 공급되기 때문에 그 역시도 당연히 접지가 된다는 새로운 사실도 새삼 깨닫게 된다. 샤워하거나 목욕하고 나면 개운한 이유가 물론 목욕 자체의 개운함 때문이기도 하겠지만, 동 샤워나 목욕시간 동안 우리의 몸 전체가 접지가 된다는 사실에도 이번에 확실하게 눈을 뜨시면 좋겠다. 바로 생활 속의 접지의 지혜라 아니할 수 없다.

그렇다고 또 샤워 물을 마냥 틀어놓고 샤워하면 그만큼 수도값에 부담이 또 생길 터이니, 앞으로는 아예 욕조에 물을 받아놓고 그 물 속에 샤워호스나 접지선을 담가놓고 목욕이나 반신욕, 족욕을 하면 어떨까 하는 생각이 든다.

수조에 받은 물 속에 접지선을 연결하거나 샤워부스를 담그고, 손을 그 물속에 대면 접지확인기에 파란 불이 들어올 뿐만 아니

라, 전압계Multimeter로 측정한 몸의 전압도 접지 전 300~400mV
에서, 접지된 수조에 손을 넣자 마자 즉시 몸의 전압이 0V로 떨
어지는 것이 확인된다. 수돗물의 접지효과를 뚜렷이 입증해보이
는 것이다.

즉, 접지선을 연결한 욕조에서 목욕이나 반신욕, 또는 족욕을 하
게 되면, 동 시간 동안 우리는 접지된 상태의 자연 속 목욕 효과
를 즐길 수 있게 될 뿐만 아니라, 우리 몸의 활성산소가 다 중화,
소멸되고, 하루 종일 끈적끈적해졌던 혈액이 맑아져, 밤새 심장
마비나 뇌졸중의 위험에 처하는 일도 자연스럽게 예방하거나 줄
일 수 있지 않을까 싶다.

당연히 동 접지된 목욕으로 접지하고 있는 동안 ATP가 생성되
어 활력과 젊음의 에너지를 회복하게 될 것이다. 또 하루종일 쌓
였던 스트레스로 인한 코르티솔의 분비가 안정화되면서 숙면과
함께 불안, 초조, 과민현상도 현저히 줄어들 것이라 믿어진다.

아무쪼록 독자 여러분들 모두 맨발걷기와 함께 일상생활의 수돗
물이나 수영장, 목욕탕, 그리고 욕조에서도 접지선을 연결하여
접지를 하면 그 놀라운 접지의 건강증진 효과를, 어쩌면 가능한
장수의 축복까지도 누릴 수 있으리라 믿는다.

7

시차증후군을 해소하는
맨발의 생체리듬 조정

　　　　　　　　　　몇 년 만에 미국, 캐나다를 여행하
고 귀국한 후 첫 일주일, 시차를 생각할 겨를도 없이 바로 그 다
음날부터 포항으로, 영주로, 울산으로 바쁜 강의 일정을 보냈다.
그러고도 매일매일 힘차게 독자 여러분들 앞에 설 수 있었음은
오로지 하루도 빠지지 않는 맨발의 충전, 그 축복 때문이다.

그를 통해 저자 자신은 물론 우리 모두가, 전 국민이, 전 세상 사
람들이 맨발로 걸으며 건강하고 힘차게 살 수 있음을, 작지만, 저
자 자신 다시 증거해 보여드렸고, 그래서 우리 모두 맨발로 살아
야 할 또 다른 이유의 하나가 되었다.

저자는 3년 전에도 한 달간 미국에 체류하다 주말에 귀국한 바 있다. 그리고 이때도 다음 날 아침 6시에 일어나 아무 일 없었던 듯 주변 일을 정리하고, 오후 3시 '맨발걷기숲길힐링스쿨' 제105회 산행을 50여 분의 회원들이 대거 참석한 가운데 행복하게 이끌었다. 그날 밤 임원회의 겸 채식 저녁행사도 가졌다.

그리고 그 다음 날에도 아침 6시에 일어나, 폭우 속을 뚫고 남양주의 한 요양병원을 찾는 강행군을 하였고, 낮에는 동숭동의 한 피자집에서 여러 친지들과의 오찬을 즐겼다. 그리고 다음 월요일 아침에는 저자가 자문하는 한 회사의 공식 회의가 있어, 가산디지털단지까지 가서 회의와 오찬까지 마치고 왔다.

주변에서는, 미국에서 온 이후 밤과 낮이 바뀌었는데, 그러한 강행군 일정에 고단하지 않느냐고들 묻는다. 저자의 친구 한 사람은 영국에 몇 달 체류하다가 귀국한 지 벌써 일주일 정도 되었는데, 지금도 시차 때문에 고생하고 있다고 한다. 전날 밤 하와이에서 일주일 휴가 후 귀국했다며 아침에 전화해온 또 다른 친구한 사람의 음성은 시차 때문에 여느 사람처럼 탁했다.

실제, 저자도 과거에는 엄청난 시차의 고통을 겪었던 사람이다. 특히 미국을 오갈 때면, 며칠 몇 주를 밤에 잠을 잘 못 자 고생을 했었다. 그러나 이제는 다행스럽게도, 저자에게는 아무런 시차의 문제가 없다. 무엇 때문일까?

바로 맨발걷기의 또 다른 위력이다. 귀국 직후 맨발걷기로 숲길에 접지한 탓에, 저자의 생체시계의 리듬이 미국 쪽 시계에서 바로 한국 쪽 시계로 바뀌었고Reset, 거기에다 '까치발 걸음' 등 맨발걷기의 지압Natural Reflexology 효과 덕분에 혈액순환이 왕성해지면서 몸속의 모든 기능들이 정상으로 빠른 속도로 자리잡고 따라서 숙면하게 된 덕분이라 여겨진다.

미국의 접지연구소Earthing Institute는 그러한 시차Jet Lag 극복의 이론적 근거를 웹사이트에서 아래와 같이 기록해두고 있다.

"지구의 어디에서든 지구표면의 전위電位 수준은 해와 달의 위치에 따라 변화하면서 24시간의 생물학적 주기와 같은 주기를 만들어낸다. 오랜 시간의 비행 후 맨땅에 접지를 하면, 기본적으로 당신의 몸속의 시계가 그 땅의 '현지 시각'에 맞추어 조정되고, 따라서 시차의 어려움을 해소시켜준다."

한 예도 들고 있다. 즉, 한 사람이 오랜 비행 후, 공원의 풀밭에서 맨발로 요가를 했더니 시차가 빨리 극복이 되었단다. 그래서 요가를 한 덕분에 시차가 극복되었다고 여기고, 그 다음 또 다른 비행 후에는 집 안에서 요가를 했으나, 시차의 극복이 안 되었다는 것이다. 이에 앞서의 시차 극복의 직접적인 요인은 요가가 아닌 맨발로 땅과 접지를 한 이유였음이 밝혀졌다고 서술하고 있다.

실제, 저자는 금요일 저녁 7시 반 귀국 후, 저녁 9시부터 10시 30분까지 약 90분가량을 맨발로 저자의 집 주변 숲길을 걸었다. 그것도 '까치발 걸음'을 하였다. 당연히 머리 부분에 지압이 극대화되어 머리 쪽에 혈액이 왕성하게 공급이 되는 걸음이고, 따라서 잠을 잘 자게 하는 숙면의 키를 쥔 걸음이다. 결국 접지와 맨발지압이 동시에 일어난 효과인 것이다. 그 다음 날도 아침에 아파트 마당으로 내려가 맨발체조와 함께 맨발로 한 1시간을 접지하며 핸드폰을 통해 여러분들께 아침편지를 썼다. 그리고 그 날 밤에도 귀가 후 1시간 정도 '까치발 걸음'의 맨발로 더 걸었음은 물론이다…….

이에 저자는 맨발걷기가 지닌 오랜 비행 후 시차의 극복 효과는 단순히 접지를 넘어서서 맨발걷기를 통한 지압 효과가 승수효과를 이루기 때문이라는 생각이다. 바로 저자가 저서 『맨발걷기의 기적』 제63~66쪽에서 서술한 "맨발걷기의 치유는 지압과 접지의 승수효과"의 구체적인 실사례의 하나인 것이다.

결국 우리의 숲길 맨발걷기는 일상의 모든 질병의 치유라는 기적과 같은 위력을 보여주고 있음은 물론 장거리 해외여행에 따른 시차까지 용이하게 극복해내게 하는 경이로운 힘을 보여주고 있다 하겠다.

8

강추위 속 맨발걷기,
건강과 치유를 선사한다

겨울 추위가 참 만만치 않다. 수시로 영하 10도를 오르내리다가 영하 17도, 영하 18도, 체감온도 영하 26도 가까이까지 오르내린다. 햇빛이 있는 아침은 영하 17도 내외라도 1시간을 견딜만한데, 저녁 때쯤 오르는 대모산은 칼바람에 지는 햇살까지 산으로 가리는 바람에 그 맹추위의 매서움은 이루 말할 수 없다. 냉기가 무섭게 엄습해오고, 수시로 꾸덕꾸덕 언 발과 발가락을 주물러야 한다. 그럼에도 강추위 속 맨발을 멈출 수는 없다.

옛날 날이 아무리 춥더라도 때가 되면 어머니께서 언 부엌으로 나가셔서 하루 세끼 밥을 차리셨듯, 날이 아무리 춥더라도 맨발로 걷는 하루 3회 땅과의 만남, 땅으로부터의 생명의 자유전자의 충전을 빼먹을 수는 없다.

그런 점에서 강추위 속 맨발걷기는 사뭇 비장하고 엄숙하다. 어떠한 난관이 있더라도 멈추지 않고 뚫고 나가 이겨야 하는 건강한 삶과 치유에의 엄중한 목표 속 불퇴전의 대장정이다.

사실 우리가 살아오며 지난 삶을 반추해보면, 인생의 곳곳 고비마다 닥쳐온 어려운 상황을 뚫고 나가며 길을 열어야 하는 경우들이 적지 않았다.

학창시절에는 각급 학교마다 시험을 치르며 다음 학교 입학을 통과해야 했다. 저자의 경우 초등학교 5학년 되던 해 시골에서 상경하여 어렵게 공부해 당시 최고의 학교였던 경기중학교에 응시하였으나 낙방하여 2차인 동성중학교를 다녔다. 그러면서 당시 어린 나이에도 무슨 일이 있더라도 경기고등학교를 꼭 들어가고야 말 것이라는 목표를 세우고 불퇴전의 각오를 다졌었다.

중학교 2학년 때부터 본격적으로 고입 공부를 시작했다. 그러던 어느날 중간시험이 끝나고 단체로 대한극장에 가서 영화 「헤어졌을 때와 만났을 때」를 보게 됐다. 그런데 거기 나온 1인 2역의 아름다운 소녀에 반해, 한때 밥맛도 잃고 멍하게 보내는 시간이 길어진 적이 있었다.

그러다 깜짝 이래서는 안 된다는 생각이 들며 그 이후에는 아예 고등학교 입학 시험이 끝날 때까지는 영화를 보지 않겠다는 다짐과 그를 지킴으로 돌파구를 마련한 적이 있었다.

그리고 중학교 3학년 겨울이 되며 마지막 100일을 남겨놓고 연일 밤잠이 부족하던 때 날씨가 추워지면서, 책상 아래 이불 밑 따스한 구들목에 발을 밀어넣고 공부하니 노상 조는 일이 많아졌다. 이에 아예 발을 이불 위에 올려놓고 시험 끝날 때까지 절대로 발을 이불 밑에 넣지 않겠다는 다짐을 하였다.

또 추워지니 한쪽 손이나 양쪽 손을 엉덩이 밑으로 넣고 공부하게 되면서 집중도가 떨어지는 일이 생기자, 이번에는 아예 손도 두 손 다 책상 위에 올려놓고, 시험 끝날 때까지는 절대로 손을 엉덩이 밑으로 넣지 않겠다고 자신과 약속하고 그를 지켜낸 적도 있었다.

결국 고교 입학시험이 끝난 후 마치 훈장처럼 둥근 얼음덩이들이 양쪽 손가락과 발가락 끝에 동상으로 생겼던 적이 있었다. 나름 자신과의 약속을 지켜내며 뜻을 이룬 치열한 싸움의 소산이었다.

지난 겨울 맨발걷기국민운동본부의 '동절기 맨발걷기 100일 대장정'을 진행하며, 날씨가 영하 17~18도의 강추위가 이어지는 가운데 맨발걷기를 하면서 당시 그런 아련한 추억들을 다시 소환해 보았다.

맨발의 건강한 삶을 위해서는 어떠한 강추위가 오더라도 하루도 빠짐없이 하루 3회 맨발을 지속해야 한다는 나름의 원칙을 흐트

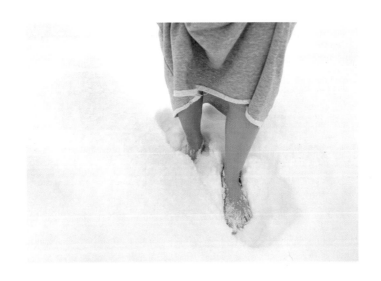

러뜨리지 않겠다는 다짐을 하고 또 하고 있는 것이다.

사실 과거 중학교 3학년 때 그 강추위 속 겨울 외풍이 대단한 방에서 따스한 방바닥으로 내려가 잠시 추위를 녹이거나 손, 발을 따뜻한 방바닥이나 엉덩이 밑으로 드려 밀며 잠시 따스함을 즐길 수도 있었지만, 그렇게 하면 당연히 졸거나 집중력을 흐트러뜨리게 되니, 그를 막아내기 위한 자신과의 싸움을 지켜나가는 일은 정말 고통스러운 일이었다.

하지만 지금의 맨발은 고통이라기보다는, 사실은 기쁨과 행복을 가져오게 되는 일이라는 점에서 차이가 적지 않지만, 그래도 나름의 목표를 설정하고, 강추위 속 하루도 빠짐없이 줄기차게 맨발의 일념을 지켜나간다는 점에서는 그 정황이 유사한 것이 아닐까 생각해본다.

그러한 강추위 속에서 독자 여러분들 모두도 그러한 자신과의 싸움을 당당히 이겨나가고 계심을 감사하게 생각한다. 강추위 속 우리 모두의 자신과의 싸움의 승리는 결국 우리 모두의 치유와 건강 그리고 젊음으로 보답되니 얼마나 행복한 투쟁인가 싶기도 하다.

주변 가족들이 '이 추위에 웬 맨발이냐' 성화를 내더라도 그를 묵묵히 이겨내고, 좀 편하게 지내볼까 하는 자기합리화와 핑계도 눈 질끈 감고 걷어내기 바란다. 햇살이 따스한 양지 녘에 옷 따뜻이 중무장하고, 구멍양말이나 덧버선까지 착용하면 사실은 조금도 힘들지 않고 오히려 즐겁고 행복한 미션의 완수가 되는 멋진 일이 된다……

이래저래 강추위 속 맨발걷기는 자신과의 엄숙한 싸움임과 동시에 그를 이겨내면 궁극에 우리 각자 모두에게 건강과 치유, 그리고 젊음과 행복을 선사한다.

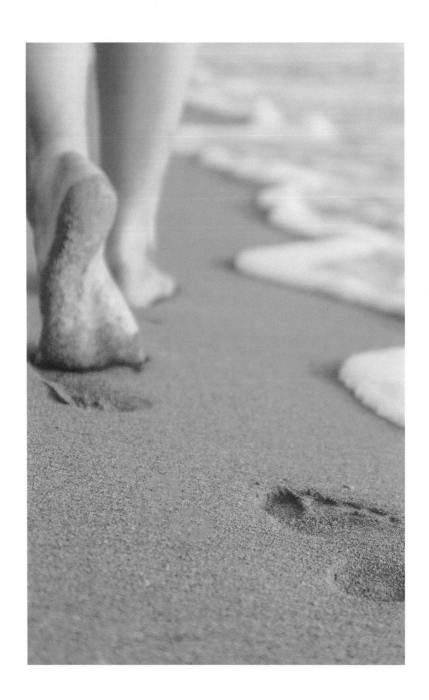

맨발로 치유하라

현장의
감동과 환호

맨발로 땅을 딛는 순간, 평생을 앓아온 고질병과 병원에서도 치료하지 못하던 말기 병들이 치유되기 시작한다. 이때의 감동과 환희는 도무지 저자의 문장만으로 전달할 수가 없기에, 2부에는 기적을 맛본 현장의 목소리를 그대로 담아내었다. 수많은 사람의 사연들을 읽어보기 바란다. 생명과 건강을 되찾게 되어 외치는 한 명한 명의 환호소리를 들을 때마다 절로 무릎을 치게 될 것이다.

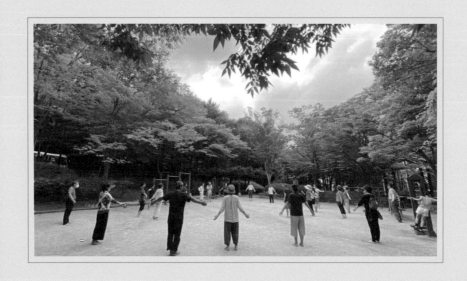

나는 소박한 생활이 좋으며 많은 것을 필요로 하지 않는다.
티셔츠와 반바지를 입고 맨발로 해변을 걸을 때 나는 행복하다.

야니

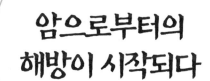

1장

암으로부터의
해방이 시작되다

유방암과 친구처럼 살아온
30년의 특별한 이야기

2019년 10월 15일 이소명

수많은 암환우들에게 제 사연을 공개합니다! 그것은 결코 쉽지 않은 결정이었습니다. 생명을 담보로 한 선택이었기 때문입니다. 30년이 흐른 지금, 그 때의 그 단호한 선택으로 저는 현재 전혀 새로운 삶을 살고 있습니다. 유방암과 친구처럼 30년을 살아오고 있는 저의 특별한 이야기를 올립니다.

저의 별명은 '종합병원'이었습니다. 어릴 적부터 그랬습니다. 늘 골골거렸고, 그런 딸 때문에 부모님께서도 걱정을 달고 사셨습니다. 그래서 붙은 별명도 '종합병원'이었답니다. 그런 생활은 결혼을 하고 아이를 낳은 뒤에도 별로 달라지지 않았습니다. 활동하는 시간보다 누워있는 시간이 더 많았고 감기는 늘 달고 살았습니다. 몸이 약하다보니 고단백 육류가 최고인 줄 알고 끼니때마다 육식을 섭취했습니다.

식탁 위에는 장기(臟器) 별로 약 보따리가 그득했습니다. 한약에, 영양제도 자주 먹어대니 몸은 더 혹사당했습니다. 사정이 이렇다보니 하루하루 사는 것이 고역이었습니다. 이곳저곳 아프지 않은 곳이 없다보니 남편한테

178 * 맨발걷기가 나를 살렸다

도 아이들에게도 늘 미안한 아내였고 또 엄마였습니다.

"그렇게 힘든데 왜 병원에 가볼 생각을 하지 않았을까요?" 이 같은 반문을 종종 받을 때에 저는 "무서워서 검사해볼 생각을 차마 못했다"고 말했습니다. 혹시 큰 병에 걸린 것으로 진단이 나오면 사형선고로 여기고 삶을 체념할까 봐. 희망으로 버티며 지탱해온 생각마저 병들까 봐. 절망에 빠지면 육신이 더 쇠약해질까 봐 검사를 해볼 수가 없었습니다.

그렇게 차일피일 미루던 어느 날. 우연히 듣게 된 건강강좌는 저의 인생 지침을 돌려놓았습니다. 전혀 새로운 삶을 살게 된 계기가 됐기 때문이었죠. 그 강좌는 '채식으로 건강을 지켜라. 자연으로 돌아가자'는 주제로 진행되었습니다. 이 강의를 들으면서 무엇을 먹어야 하고 어떻게 살아야 할지 그 해답을 찾았습니다. 비로소 어떻게 살아야 하는지 제 삶의 이정표를 마련했다고 할까요?

이때부터 저의 생활은 많이 달라졌습니다. 몸이 약하다는 이유로 끼니때마다 육류를 달고 살던 식생활을 바꾸고 캔 음료 대신. 과일을 먹었습니다. 늘 식사를 준비하기가 귀찮다보니 외식과 인스턴트를 즐겼던 생활에 종지부를 찍었습니다. 그 대신 채식을 하기 시작했습니다.

그런데 곧 놀라운 변화가 일어났습니다. 일주일 단위로 몸이 달라지는 걸 느낄 수 있었고. 몸이 가벼워지면서 매사에 의욕이 생기기 시작했습니다. 믿을 수 없는 변화였습니다. 늘 누워지내며 이곳저곳 아프다는 이야기뿐이었던 저였기에 그야말로 유토피아를 만난 것 같았습니다.

"그렇다. 이번 기회에 꼭 건강을 되찾아보리라" 하고 결심도 서더군요. 그래서 정말 더 열심히 실천했습니다. 그렇게 한 달이 지나고 6개월이 지나갔습니다. 몸은 하루하루 좋아져 갔고. 더 이상 골골하는 제가 아니었습니다. 그 모든 것이 채식을 하고 일체의 화학적인 것을 거부한 결과라는 걸 깨달았습니다.

그렇게 1년 6개월 정도가 지났을 무렵. 늘 피곤해하시고 약을 달고 살았던 시누이가 난소암 진단을 받았습니다. 수술을 하고 항암제 주사를 맞으면서 온 집안에 초비상이 걸렸습니다. 이 일은 다른 가족들에게도 적잖은 충격이었습니다. 모든 가족들은. 병은 초기에 발견해야 된다는 데 의견을 모으고 단체로 병원 검진을 받아보기로 했습니다.

저도 마찬가지였습니다. 가고 싶지 않았지만 가족들 성화에 떠밀리다시피 하여 병원에 가서 진단을 받았습니다. 그렇게도 가기 싫던 병원. 분명히 상태가 안 좋은 쪽으로 나올 게 뻔했기에 저는 많이 망설였습니다. 하지만 저의 몸 상태는 1년 6개월 전보다 더 좋아졌다고 체감됐기에. 더 이상 예전의 골골하던 제가 아니었기에 애써 자위했습니다. 겁낼 것 하나도 없다고 말입니다.

가장 먼저 유방암센터로 가서 검사를 했습니다. 예전부터 늘 왼쪽 유방에 묵직한 통증이 있어서였습니다. 그동안 채식을 하면서 건강이 몰라보게 좋아졌기 때문에 그리 큰 걱정은 하지 않았습니다.

그러나 검사 결과는 결코 낙관적이지 않았습니다. 촬영한 필름에는 유방에 좁쌀. 큰 것은 콩만 한 점들이 자잘하게 많이 퍼져 있었습니다. "큰 병원에 가서 정밀검사를 꼭 받아보세요" 의사는 수차례 연락을 해서 점검을 했습니다. 염려해준 의사 선생님의 말씀은 고마웠지만 저는 그 말을 듣지 않았습니다.

만약 1년 6개월 전 제가 유방암 검사를 받았다면 분명 4기로 진단이 나왔을 것입니다. 그만큼 그 무렵 제 몸은 이러다가 얼마나 버틸까? 그 정도였거든요. 그 시절에 비해 진단 무렵. 채식으로 몸이 정화된 후에는 몸이 아주 가뿐했기에 "난 암세포를 집안에 들어온 바퀴벌레 없애듯 없앨 것이다!" 하고 확신에 차있었습니다.

그리고 핸드폰이 없을 무렵이라 집전화 코드를 빼버렸습니다. 그 대신 과감히 다른 선택을 했습니다. 그것은 암세포에 대해 지식으로만 알고 있는 분들이 이구동성으로 말씀하시는. 상식적으로는 아주 위험한 선택을 한 것이었습니다.

병원 검사 결과 유방에 암세포가 자라고 있었지만 저는 항암치료는 생각조차 하기 싫었습니다. 몸속에 암세포가 자라고 있다 하더라도 항암치료의 고통을 겪고 싶지 않다는 게 저의 솔직한 심정이었습니다. 그냥 차라리 앓다가 죽는 게 낫겠다고 생각했습니다.

당시 난소암을 앓고 있는 시누이가 항암치료 때문에 너무나 고통스러워하는 모습을 직접 목격했기 때문입니다. 머리카락은 다 빠지고. 반 초주검이 되어서 하루하루 힘겹게 살아가는 과정을 방문 가서 자주 보았습니다. 그 과정을 지켜보지 않은 사람은 아마 잘 모를 겁니다. 그 과정에 시누이는 안타깝게 세상을 뜨셨고요.

이때부터 저는 자연과 가까운 생활로 돌입했습니다. 육류는 입에 대지 않았고, 현미잡곡밥을 기본 주식으로 먹었고 제철에 나는 채소와 과일 위주로 철저한 채식을 실천했습니다. 단백질은 콩 종류로 대체했고 땅콩, 밤, 호두 등 견과류 위주로 섭취했습니다. 당근, 상추, 민들레, 냉이, 쑥 등 각종 채소는 즙을 짜 먹거나 생채소로 즐겨 먹은 편이었습니다(요즘 같은 겨울철에는 몸이 차가워질까 봐 녹즙, 생채소보다는 삶은 나물을 즐겨 먹었습니다).

특히 야생초를 즐겨 먹었고 외출 시에는 직접 만든 잡곡떡을 가지고 다닐 만큼 저의 채식 사랑은 절정에 이르렀습니다. 그 무렵에는 결혼식을 갈 때에도 저 먹을 것을 따로 챙겨갔습니다. 가급적 외식으로 만날 수 있는 약속은 자제했습니다.

내 몸에 병이 생긴 것은 피 전체에 문제가 있기 때문이라고 생각하여 머리 끝부터 발끝까지 피를 맑게 하려고 애썼습니다. 쉽게 설명하면, 인체는 피 자루이기에 제 몸 안에 흐르는 피 성분을 맑은 피로 교체하겠다는 일념 하나로 정말 열심히 실천했답니다.

그렇게 18년 동안 병원은 가보지도 않고, 가볼 이유도 없었을 무렵, 제 나이 58세에 손자가 태어났기에 손자 곁을 자주 접촉해야 하게 되었습니다. 그래서 "조모가 건강해야 된다"는 딸의 간곡한 간청에 저도 이참에, "제 건강상태는 어떨까?" 궁금해 ○○병원에서 종합검진을 받았습니다.

결과는 (저는 깨끗하리라 예상은 했지만) 암세포가 한 점의 흔적도 없을 정도로 건강한 상태라고 했습니다. 물론 몸뚱이 전체가 완벽하지는 않았기에 방광 쪽에 이상이 있으니 엑스레이를 한 번 더 촬영하자는 얘기를 들었습니다. 그러나 그것을 과감히 손사래 치고 병원을 나와 지금껏 제 몸을 잘 다스려가며 지내고 있습니다.

저는 그 무렵 자연치유로 병이 나았다는 분들을 찾아 전국을 다녔습니다. 병원에서도 포기했다는 그분들은 신발, 양말을 다 벗고 맨발로 산을 걸어 다녔습니다. 산에서 신선한 산소를 접하느라 아예 산속, 침낭속에서 잠을 자기도 했다고 합니다.

중증 환자들이 치유되어 몰라보게 달라지는 모습을 접한 후, 저는 전혀 문외했던 맨발로 산을 걷는 운동에 관심을 갖게 되었습니다. 『맨발로 걷는 즐거움』이란 박동창 맨발걷기국민운동본부 회장님의 저서가 한창 인기 있을 때였습니다. 그로 인해 저는 아주 중대한 자연치유 방법의 행운을 거머쥐었습니다.

그 즉시 저는 맨발걷기 매력에 푹 빠져 밤낮 가리지 않고 흙길이 눈에 띄면 주위 시선 아랑곳없이 열심히 맨발걷기를 실천하게 되었습니다. 주위 시선은 곱지 않았으나 개의치 않고 자투리땅에 서있거나 또는 "흙을 밟을 자리가 없는가?" 찾아 헤매었습니다.

밤에는 산을 못 올라가니 발이 너무 갑갑해 양재천 시멘트길을 맨발로 걸어다니곤 했습니다. 그 당시는 흙길에서 맨발걷기를 하는 분들이 거의 없다보니 저 혼자 애완견과 대모산을 내 집 정원처럼 들락거렸습니다. 시간이 많은 날은 아예 대모산에서 거의 살다시피 했습니다.

암을 비롯한 각종 난치병에서 탈출하려면 어떻게 해야 할까요? 결론을 먼저 말씀드리자면. 내 몸의 피 성분을 맑게 하시면 됩니다. 인체 부위마다 사용하는 피가 다른 것도 아니기에 인체는 하나의 피 자루로 구성되어있다 할 수 있습니다. 그렇기에 피 성분을 맑게 하여 질병을 치료하는 것은 아주 간단한 방법이기도 합니다.

병원을 찾아가면 제일 먼저 우선순위로 피검사를 위해 혈액을 채취합니다. 피 성분에 의해 환자의 건강상태를 파악할 수 있기 때문이지요. 하지만 뇌종양 환자라 해서 뇌에서 피를 뽑는 게 아니고. 위장장애 환자라 해서 위장 위치에서 피를 뽑지 않습니다. 간암. 췌장암. 자궁암. 유방암 등의 질병이 있다고 해서 그 위치에서 피를 뽑지 않습니다.

어떤 곳이 아파서 온 환자든 팔 부위의 혈관이 잘 보이는 곳에서 피를 뽑아 검사를 하게 됩니다. 이는 몸뚱이 어디서 뽑아 채취해도 피 성분이 똑같기 때문입니다. 그렇기에 결국은 "그 사람의 피 성분이 얼마만큼 깨끗한가?" 그것이 병 치유의 최고 관건입니다.

현대문명사회로 접어들면서 수많은 질병이 새롭게 나타나고 있다보니 병명에 의한 부위별 전문병원도 많아지고 있습니다. 하지만 병명은 붙여진 이름에 불과할 뿐 모든 병을 일으키는 원인은 피에 있습니다. 머리부터 발끝까지 차있는 피 성분을 맑게만 바꿔놓는다면 우리 몸은 저절로 회복되는 것입니다.

그러므로 간곡히 호소합니다. 제발 장기별. 부위별 병증세에 초점을 맞추지 말고 몸 전체에 들어있는 피 성분이 맑아지는 데 초점을 맞추시기 바랍니다. 머리부터 발끝까지 들어있는 피 성분을 걸쭉하지 않게. 맑고 깨끗하게 유지하는 데 역점을 두시라고 거듭거듭 강조해드립니다.

사람들은 위 아프다고 위장약. 머리 아프다고 두통약. 배 아프다고. 다리 아프다고. 눈이 아프다고 부위별 약을 목 안으로 넘깁니다. 하지만 그 약들은 미사일이 표적을 향해 날아가듯 아픈 곳의 위치를 찾아가. 고장난 곳만 치료하는 것이 절대 아닙니다. 약들은 아프지 않은 부위에도 영향을 미쳐 다른 문제를 일으킵니다. 저 또한 약에 절여져 시름시름했던 지난 과거가 악몽처럼 생생히 떠오릅니다.

그렇기에 알약을 먹기보다는 매끼 식사인 음식을. 마치 약을 먹듯이 세포가 좋아하는 것으로 선별해서 드시라는 것입니다.

지금의 저는 이러한 원리를 깨닫고 있습니다. 이토록 엄청난 소식을 저 혼자만 알고 있다면 죄가 될 것 같고 아픈 분들께 죄송스럽겠지요. 그래서 전심을 다해 이 기쁜 소식을 전하고자 노력하고 있습니다.

다시 말해 몸 속의 피 상태가 건강을 대변해주는 것이기에 삶 전체를 폭넓게 바라보시는 안목으로 피를 깨끗하게 만들기 위해 노력하시기 바랍니다. 절대로 뒤돌아보지 마시고 포기하지 마실 것을 당부드립니다.

이를 위해서는 흙길 맨발걷기를 생명처럼 여기어 실천하시기 바랍니다. 흙길 맨발걷기는 매끼 식사만큼이나 중요한 인체 필수 운동입니다. 소변과 대변을 통해 몸속의 배설물을 쏟아내듯. 맨발걷기를 하면 발바닥을 통해 인체의 불순물을 칼 대지 않고 쏟아낼 수 있습니다.

제가 위와 같은 방법으로 일관했기에 유방암을 병원에 맡기지 않고 치유할 수 있었습니다. 깨끗한 식생활과. 맨발걷기로. 또 기도생활로 자연치유

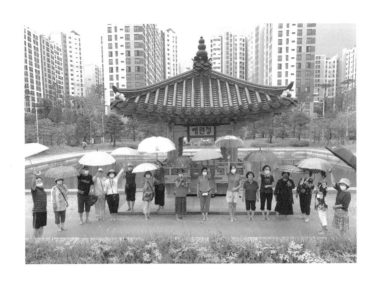

가 된 것입니다.

또한 다른 아픈 이들이 맨발걷기국민운동본부 인터넷카페와 단체톡방에 모여 서로 힘이 되어주고 버팀목이 되어주었고 위로해주었습니다. 혼자가 아닌 여럿이 즐겁게 운동을 하고 건강한 소식들을 주고받으며 살아오다보니 "언제 우리가 암환자였냐" 듯이 오늘의 건강한 삶이 주어졌음을 다시 한번 강조해 드립니다. 감사합니다.

맨발걷기로 유방암 투병의
긴 터널을 빠져나오다

2022년 4월 20일 차새봄

저는 2년 6개월 전 유방암(1기, 1.9cm) 수술을 했습니다. 수술 후 의사가 방사선 치료와 약물(타목시펜) 복용은 기본으로 해야 한다고 했습니다. 또한 잔존 암이 악성에 가까워 항암을 할지 말지 판단 내리기 어렵기에 조직을 미국으로 보내 검사를 진행하고 그 결과에 따라 항암 여부를 결정하겠다 했습니다.

암수술 후 저의 몸 상태는 면역력이 떨어져서인지 늘 몸이 피곤하고 계단을 세 칸만 올라가도 기운이 빠졌습니다. 아침을 해먹고 지쳐서 누워있고 점심을 먹고 누워있는 등, 집에서 도저히 생활을 하기가 어려웠습니다. 그렇게 들어간 요양병원에서 두 달 반 동안 있으면서 식사와 걷기를 잘 수행하여 어느 정도는 체력을 끌어올렸습니다. 다만 이때는 신발을 신고 걸었습니다.

그러다 요양병원에서 퇴원한 지 일주일 만에 의자에 올라가 짐정리를 하다가 균형을 잃고 쓰러졌습니다. 의자와 함께 그대로 옆으로 쓰러져 팔목이 골절되고 눈 옆이 찢어져 팔목에 4개의 판을 박고 얼굴은 스무 바늘을 꿰매는 불행한 사건을 겪게 됐습니다.

팔목수술 시 전신마취를 했고 7개월 후 판을 뽑는 수술을 또 하다보니 다시 무리가 왔습니다. 그러던 중 또 짐정리를 위해 조금 무리했더니 체력이 다시 급 저하가 되었습니다.

이를 극복하고자 온갖 영양제와 많은 양의 식사를 했더니 오히려 독이 되어 속이 늘 부글부글 끓고 최악의 독가스가 나오고 기운은 거의 탈진 상태였습니다.

이 방법 저 방법 시도하다가 2020년 10월에 박동창 회장님의 맨발걷기 언론보도를 본 후 10월 한 달간 혼자서 맨발걷기를 했습니다. 11월이 되어 날씨가 쌀쌀해지면서 암환자는 체온이 떨어지면 안 된다는 강박관념에 맨발걷기를 중단하기도 했습니다.

그러다 2021년 4월 수술 2년째 됐을 때 초음파 검사에서 림프에 암이 보여 항암을 해야 한다는 청천벽력 같은 소리를 들었습니다. 이후 정밀검사 결과 암이 아니라고 판명 나긴 했지만 그때 당시에 정말 놀란 저는 회장님의 책을 다시 읽고 설사 림프에 암이 있다 해도 절대 병원치료 안 받고 맨발로 이겨내리라는 마음을 먹었습니다.

요양병원에서 함께 생활했던 세 분이 항암치료를 하다가 한 달 사이에 다 돌아가신 것을 봐왔기에 더욱 몸 관리를 위해 5월부터 아침에 약 2시간씩 맨발걷기를 해왔습니다. 한 달 전부터는 하루에 두 번 맨발걷기를 하고 있습니다.

맨발걷기로 가장 좋아진 건 체력이 아주 많이 회복되어 오히려 질병 없는 사람보다 더 건강해보인다는 말을 많이 듣게 되었습니다. 불면증은 완전히 해결되지 않다가 오금공원에서 함께 맨발하시는 분이 하루에 두 번 맨발하고 나서는 저녁식사 후 기절하듯이 잘 주무신다는 얘기를 듣고 저도 오후에 한 번 더 나와 걷고 나서는 수면 질이 굉장히 좋아지고 불면증도 해결됐습니다.

2021년 10월에 건강검진 결과가 나왔는데요.

1. NK세포 활성도(면역세포가 얼마나 건강하게 활동하는지 여부)가 500 이상이면 정상인데 저는 2,000이 나왔습니다.

2. 활성산소가 1.9 이하면 아~주 좋음인데 저는 1.4로 아주 좋음이 나왔습니다.

3. 항산화 수치도 1.6으로 좋음이 나왔습니다.

4. 산화스트레스는 0.1 이하면 아주 좋음인데 전 0.09로 아~주 좋음이 나왔습니다.

토탈 A 즉, '아주 좋음'으로 나왔습니다.

이 모든 것이 맨발걷기로 얻어진 결과입니다. 맨발걷기는 결코 거짓이 없습니다. 제가 수술 후 항상 외쳤던 마음의 소리가 다시는 암으로 병원에 가지 않으리라였습니다. 그래서 나름 식사와 운동으로 관리를 해왔습니다.

하지만 내가 아무리 외친다 한들 암은 또다시 찾아오는 것을 요양병원에서 너무도 많이 목격했습니다. 그러나 맨발걷기를 만난 후부터는 재발에 대한 걱정. 또 다른 질병에 대한 염려가 싹 사라졌습니다. 왜요? 맨발걷기가 만병통치약이기 때문입니다.

회장님. 부회장님 너무 감사드리고 저와 같은 고통을 겪는 많은 암환우 분들도 꾸준히 맨발걷기 하시면 저와 같은 좋은 치유의 결과를 얻으시리라 생각됩니다.

유방암 치료를 이겨내고
무릎·허리통증을 치유하다

2022년 3월 30일 60세 솔향

올해 60세가 되는 솔향입니다. 2020년 9월 15일 건강검진에서 유방암 2기 진단을 받으니. 누구나 그렇듯이 하늘이 무너지는 것 같았습니다.

2020년 전공의 파업으로 인하여 모든 수술 예정 환우들의 날짜가 많이 미뤄졌었어요. 매일매일 심적으로 힘겨운 시간을 보내고 있을 때 우연히 동생이 보내준 박동창 회장님 책 내용을 읽게 되었고 무작정 대구에서 '맨발하기 좋은 곳' 인터넷 검색을 하다보니 대구시 북구 명봉산이 좋다는 블로그 내용을 보았습니다.

9월 27일부터 그곳에서 맨발걷기 시작했습니다. 첫날 그 느낌을 지금도 잊을 수 없네요. 뭐랄까? 평소 운동을 잘 안 하는 사람들은 산에 다녀오면 다리가 아프다든지 하는데 전혀 그런 감각이 없고 몸 전체가 시원하달까? 하여간 첫날 너무 좋은 기운을 받았습니다.

그 다음부터 수술(11월 9일) 전날까지는 매일 명봉산을 올랐습니다. 명봉

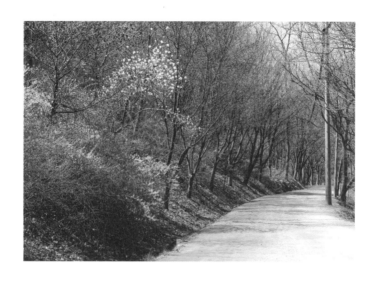

산은 황톳길이라 좋긴 한데 승용차로 25분. 버스로 한 시간 정도 가야 해
서 이후로는 어쩌다 한 번씩 다녀오고 주로 동네 뒷산을 가게 되었어요.
명봉산보다는 못하지만 그래도 걸어서 갈 수 있는 가까운 뒷산이 있음에
감사해하면서요. 처음에 동네 뒷산에는 맨발걷기를 하는 사람이 아무도
없었는데 지금은 3~4명은 맨발걷기를 하더라고요.
요즘은 제가 맨발걷기에 꽂혀 있어서 누군가가 물으면 신바람이 나서 맨발
걷기를 권유하곤 한답니다. 불면증도 없어지고 맘이 편하더라고요.
맨발걷기 카페 치유사례들을 보면서 맨발걷기의 효능에 대해서 믿게 되
었습니다. 더 빠른 치유효과를 내려면 신뢰하는 게 가장 중요한 것 같더
라고요.

수술 후 항암치료를 네 번. 방사선 치료를 스물아홉 번 했습니다. 모두 무

사히 마치고 지난 5월 27일 첫 검사에서 무사히 통과했습니다. 지금은 6개월마다 정기검진만 하고 있습니다.

전 항암치료를 할 때도 영하의 날씨를 제외하고는 맨발걷기를 열심히 했습니다. 맨발걷기국민운동본부 인터넷카페에서 항암 중 맨발걷기는 보약을 먹는 것과 같다고 하시더군요. 저는 그 말을 그대로 믿었습니다.

맨발걷기 후 좋아진 게 또 있는데 뱃살이 다 빠졌습니다. 유방암 진단 전에는 신장 165cm에 체중이 70kg인 거구였는데 지금은 63kg이에요. 항암치료 중에도 전 아픈 사람 같지가 않았어요. 피부도 좋고 살이 빠지니 무릎 관절 통증도 없어지고 허리 아픈 것도 없어졌어요. 변비가 심했었는데 변비도 없어졌어요. 문득 어느 날 보니 피부도 맑아졌고 목주름도 엷어졌더라고요. 이마 잔주름도 없어진 거 같아요.

의사 선생님이 코로나 백신 2차는 좀 아플 거라고 하면서 일주일 동안 운동은 하지 말라고 했지만 전 하루도 빠짐없이 맨발걷기 1만 보를 했어요. 아무런 백신 후유증 없이 잘 지나갔습니다.

전 매일매일 만보 맨발걷기를 숙명으로 여기면서 하루하루를 신나게 보내고 있습니다. 살이 빠지니 옷을 입어도 맵시가 납니다.

난소암, 녹내장, 두드러기
1년 만에 증세 호전

2022년 8월 11일 경기도 안성에서 가을에로

2021년 저에게도 청천벽력 같은 암이란 놈이 찾아왔어요. 하지만 지금은 맨발걷기를 통해 다 나았습니다. 3개월에 한 번씩 정기검사만 받고 있지요. 약 먹는 것도 없고요.

아프기 전에도 양쪽 눈에 녹내장이 있어 아침에 일어나면 양쪽 눈에 눈곱이 덮여 너무 힘들었어요. 또 약 3년간 두드러기가 고질병처럼 있었습니다. 두드러기 때문에 대한민국 피부과 안 가본 데가 없을 정도로 많은 고생을 했습니다.

그러던 중 2021년 6월 갑작스런 난소암 통보를 받고 수술하고 항암치료를 하던 중 친정오빠가 유튜브에서 박동창 회장님의 강의를 들으시고 맨발걷기를 권해왔습니다. 그래서 맨발걷기는 8월 9일부터 시작했는데요. 항암치료 중에도 한 달 내내 하루 빼고 29일을 걸었어요. 항암치료하고 와서 죽을 것 같은데도 아들 손잡고 운동장 한 바퀴라도 걷고 왔어요.

한 달 정도 지나니 발바닥이 엄청 아팠습니다. 아프기만 한 맨발걷기가 정말 효과가 있을까? 갸우뚱했지요. 주위에 시선도 있고 점점 항암으로 몸이 깔아지니 정말이지 너무 힘들었어요. 그러면서도 병원에 가서 검사를 받으면 담당 교수님은 저한테 "자그마하고 마른 사람이 항암을 잘 받는다"고 칭찬해주시니 칭찬에 힘이 나서 위기를 잘 넘긴 것 같은 생각도 듭니다. 지금 생각해보니 칭찬의 결과가 아니라 맨발의 힘으로 잘 이겨냈던 것이었죠. 그 무렵 혼자 맨발로 걷다가 눈물도 많이 흘리고 정말이지 이렇게 살아야 하나? 유튜브 영상을 보면 몸이 가벼워지고 한다는데 전 점점 무겁고 발 다리까지 엄청 아프더라고요.

그래도 꾸준히 걸으니 3년 전부터 고생한 티눈은 3개월 만에 없어지더라고요. 꿀잠은 덤으로 주어졌고요.

그로부터 1년 후 지금은 아주 많이 좋아졌습니다. 6월에 안과를 가니 오른쪽만 녹내장이 남아있고 왼쪽은 다 나았다고 했어요. 처음에 의사 선생님은 녹내장 증세는 완치가 없다고 했거든요. 두드러기도 항암 중 다시 나타나 3년 정도 고생했었는데 지금은 말끔히 없어졌어요.

그토록 천근만근 무거웠던 몸이 지금은 깃털처럼 날아갈 것 같이 가벼워졌어요.

가족들은 비나 눈이 올 때 맨발걷기를 하는 저를 걱정을 하곤 했습니다. 다만 저는 이미 맨발걷기를 뗄래야 뗄 수 없는 착한 중독이 되어버렸지요. 맨발인 여러분들도 처음에는 저처럼 두려워 엄두를 못 내셨겠지만 이제는 걱정이 싸악 가셨겠지요? 어느새 맨발걷기 이후 몸이 깃털처럼 가벼워져 있음을 느끼실 거예요.

저는 하루 평균 1만 5,000보정도. 산과 운동장을 병행하면서 걷습니다. 그리고 저녁엔 족욕을 꼭 해요. 굵은 소금 넣고서…….

제가 맨발을 만난 건 정말이지 럭키세븐입니다. 하루 한 시간 이상 꾸준히 맨발걷기를 하여 100살까지 할 겁니다. 지팡이 짚고 흙 위에서 쓰러지는 한이 있더라도. 맨발은 제 인생 동반자이자 생명의 은인입니다. 맨발 맨발 파이팅입니다.

재발된 비호지킨 림프종 혈액암,
2개월 만에 사라지다

2022년 7월 27일 김지수

전국에 계신 암 환우님들. 또는 이와 비슷한 질병으로 고통받고 계시는 분들께. 그리고 그 가족들께 위로와 희망을 드리고자 용기를 내어 제 얘기를 들려드립니다. 얘기하려는 이 순간 떨리기도 하고 두렵기도 합니다. 왜냐하면 그 기나긴 사투의 나날이 너무도 생생하게 떠오르기 때문입니다. 저는 그 무서운 비호지킨 림프종 혈액암을 앓았습니다. 한때 병원에서 완치받았으나 불행하게도 재발하였습니다. 거기에다 갑상선 기능저하증으로 지난 7년을 하루같이 병원에서 약을 받아 복용해왔습니다. 진정으로 제 얘기를 잘 들어주시기 바랍니다.

2017년 2월 '비호지킨 림프종' 진단을 받았던 순간은 하늘과 땅이 꺼지는 충격을 받았습니다. 하지만 다행히도 가족들의 따뜻한 간호와 보호 덕분에 그 무섭고 힘든 항암치료를 4차까지 받았습니다.
주위에 항암치료하는 환자를 통해 아니면 드라마 속 주인공을 통해 항암

치료가 어떠한 것인지 어느 정도는 아실 거라 생각합니다. 실제로 항암치료는 부작용 때문에 정말 힘들고. 지치고 돈도 많이 들어갑니다. 정말이지 휘청휘청 아슬아슬 구름사다리를 걷는 듯 늘 조바심이 나고 심장이 오그라듭니다.

다행히 1차. 2차. 3차. 4차까지 잘 견디며 치료하여 드디어 병원에서 완치 판정을 받았습니다. 말로 다 표현할 수 없을 정도로 기뻤습니다. 재발하지 않도록 꾸준히. 열심히 노력하고 노력했습니다. 다시는 항암치료의 절벽에 서고 싶지 않아서 운동은 필수적으로 했습니다. 음식도 자연식으로. 처방약도 정확하게 모든 행동 하나하나에 간절한 마음을 담았습니다.

그런데 이게 무슨 일인가요? 2019년 1월 정기검진을 위해서 불안하고 두려운 마음을 누르며 찾은 병원은. 저에게 암이 재발되었다는 청천벽력 같은 진단을 내렸습니다. 저와 가족들은 또다시 절망의 나락으로 내동댕이쳐져 좌절에 몸부림쳤습니다. 당연히 저는 그 어둡고 두려운 그림자를 의식했습니다.

암이 재발되면 죽음에 이르게 된다는 선입견이 그렇게 나를 휘감았습니다. 가족들의 슬픔도 이루 말할 수 없었지만 그래도 다시 치료계획을 짜고 이겨낼 수 있다는 강한 의지에 힘을 모았습니다.

병원에서는 1년짜리 계획의 임상치료와 항암치료를 시작했습니다. 치료를 받으려면 체력도 중요하다는 것을 인지하고 있었기에 운동을 하려했습니다. 다만 막상 암환자인 내가 할 수 있는 운동은 없었습니다.

그렇게 항암치료를 시작한 지 3개월째 되던 어느 날. 하늘은 스스로 돕는 자를 돕는다고 했던가요? 하늘은 포기하지 않은 저와 우리 가족에게 수호천사를 보내주었습니다. 지인의 소개로 『맨발로 걸어라』라는 책을 알게 된 것입니다.

책을 읽고 읽으면서 흥분했습니다. 그러고는 대모산에서 매주 토요일 오후 3시에 개최되는 '맨발걷기숲길힐링스쿨'에 참가하여 같이 맨발로 걸었습니다. 거기서 각종 암으로 고통받았던 분들의 치유사례를 만나자 저는 환호했습니다. 또한 박동창 회장님의 자세한 설명과 격려, 그리고 치유사례들에 확신이 생겼습니다.

그래 바로 이거야! 찾았어. 이거면 돼. 나도 이겨 낼 수 있어! 망설일 것도 없이. 미적거릴 것도 없이. 저는 그렇게 바로 맨발걷기를 시작하였습니다. 무리하지 않고 편안하게 걸을 수 있는 대모산 둘레길을 걸으며 안정을 느끼면서 걷고. 쉬고를 반복하며 또 걸었습니다.

천천히 호흡하면서 '맨발걷기 기적'의 주인공들을 떠올리며 한~발! 한~발! 내디뎠습니다. "몸에 달라붙었던 나쁜 것들이 빠져나가는구나!"를 되뇌면서 걷고 또 걸었습니다. 두 달이면 돼. 두 달만 매일매일 걸으면 된다고. 책에서 배운대로. 또 회장님의 설명대로. "맨발은 땅과의 접지를 통해서 몸 안의 활성산소가 배출되어 암의 원인이 제거될 뿐만 아니라. 혈액을 맑게 하고 혈류의 속도가 높아지므로 면역력이 강화되고 각종 질병으로부터 벗어날 수 있다"는 신념도 갖게 되었습니다.

병원 주치의 교수님께서는 산에 가는 것은 절대 안 된다고 만류하셨지만 숲길을 맨발로 걸은 날. 맨발로 걷고 나면 오히려 제 심신에 활력을 주고 에너지를 상승시켜주는 시너지 효과를 느낄 수 있었기에. 맨발걷기를 처음에는 일주일에 2~3일을 하다가 점차 더 늘려 일주일에 4~5일까지 늘리며 지속할 수 있었습니다.

맨발로 걸은 지 한 달. 두 달이 지난 때. 즉 항암치료를 시작한 지 5개월째 되던 날 병원의 주치의 선생님께서 암세포가 안 보인다는 말씀을 해주셨습니다. 그리고 한 달 후에 다시 보자고 하셨습니다. 그 후에도 계속 맨발걷기를 하며 석 달이 지나고. 항암치료를 시작한 지 정확하게 6개월째 되는 날 주치의 선생님이 놀라신 얼굴로 "이제 더 이상 항암치료를 하지 않아도 되겠어요. 이제 정기검진으로 지켜봐요. 축하해요!"라고 말씀해주셨습니다. 전국에 계신 암환우님들 믿어지십니까?

그런데. 또 한 가지 더 말씀드릴 기쁜 소식이 있어요. 저는 지난 7년 동안 '갑상선기능저하증'으로 병원에서 매 6개월마다 처방약을 받아 장복해오고 있었어요. 그동안 악화는 안 되었지만. 특별한 치유의 변화가 전혀 없이 100이라는 수치가 지속되고 있었습니다.

그런데 이번에 주치의 선생님께서 동 수치가 70으로 떨어졌다는 것이에요! 그러시면서 "갑상선기능저하증은 한 달만 더 지켜보고. 다음 달에 더 이상 치료를 할 것인지 여부를 결정할게요"라고 말씀해 주셨어요. 놀랍고 기쁘기 그지없는 일이 또 하나 더 생긴 것입니다.

저는 항암치료 5개월째. 맨발걷기 2개월 만에 비호지킨 림프종의 암세포가 사라졌다는 판정을 받았습니다. 그로부터 한 달 후인 항암치료 6개월. 맨발걷기 3개월째 되는 날에는 재발된 림프종이 마침내 다시 나왔다는 놀라운 진단을 받았습니다. 그와 함께 지난 7년간 약을 복용해야만 했던 갑상선기능저하증의 치유라는 또 다른 선물까지 받아낸 행운의 주인공이 되었습니다.

지난 4월 맨발로 걷기 시작한 이후 나타난 이 결과들은 상상 그 이상이 되었습니다. 3개월의 맨발걷기로 예정됐던 혈액암 치료기간 1년을 6개월로 단축해 치유의 단계에 도달했고, 지난 7년 동안 약을 먹어도 일체의 변화가 없던 갑상선기능저하증의 증세까지 치유되었습니다. 얼마나 놀랍고 기쁜지 모르겠습니다.

그동안 대모산 맨발걷기 산행에서 회장님은 만날 때마다 저를 보시고 "얼굴이 아주 좋아졌다"면서 수시로 격려해주시고 또 용기를 불어넣어 주셨습니다.

그간의 이러한 놀라운 치유의 소식을 여러분들과 나눌 수 있어 저는 더없이 기쁘고 행복합니다. 혹시 질병으로부터 고통받는 중이거나, 절망에 떨고 계시는 암 환우 분들이 계시다면, 이제는 맨발걷기에 희망을 두고 실천해 보시기를 권해드립니다.

평생 약을 먹어야 한다는 갑상선기능저하증까지 치유하는 이 놀라운 맨발걷기의 치유력에 확신을 더욱 더 굳건히 하시고, 용기를 갖고 과감하게 신발을 벗어보세요. 그리고 맨발로 걸으세요. 그러면 저처럼 맨발걷기의 치유의 기적이 당신에게도 손을 내밀 터이니까요.

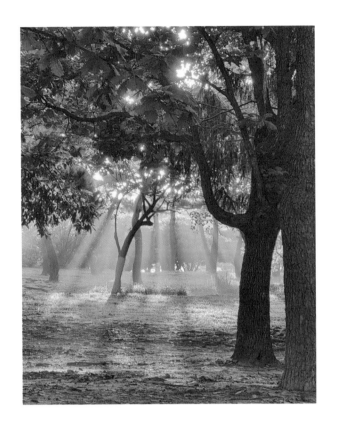

저는 이번 저의 단기간 치유사례로. 병 없이 건강하게 100세까지 살 수 있다는 맨발걷기 치유의 기적이 전국적으로 더 크게 확산되길 고대합니다. 하루 또 하루. 맨발로 걸으시면서 진정한 완치로 다가서시는. 기대되고 설레는 나날이 되길 바랍니다. 전국의 암 환우 여러분께 저의 이 놀랍고 기쁜 치유의 소식을 전해드리고 싶습니다.

폐까지 전이된 자궁육종암,
3개월 만에 활동정지!

2023년 4월 14일 분당에서 달팽이

저는 자궁육종암 환자입니다. 양쪽 폐에 전이될 정도로 말기였습니다. 2020년 7월 14일 앞으로 6개월 정도 살 수 있다는 말을 들었어요. 육종암은 성격이 굉장히 공격적이고 먹성이 좋다고 표현하시더군요.

기적적으로 수술. 항암치료가 다 잘되었습니다. 하지만 체력이 안 되어 잠시 쉬는 동안 폐에 있던 암세포들이 다시 팝콘처럼 커져서 항암치료를 했어요. 그런데 항암치료를 하고 나서부터 삶의 질이 상상 이상으로 떨어지더라고요.

다행히 맨발걷기를 알게 되어 2021년 12월 1일부터 맨발걷기국민운동본부의 동절기 맨발걷기 100일 대장정에 참여하였습니다. 90일째 되는 무렵 CT 결과 암세포가 활동을 멈춘 것 같다고 3개월간 항암치료 휴가를 받았지요.

1차 항암치료 때는 등산화를 신고 불곡산을 1년간 걸었습니다. 1년 후 2차 항암치료가 끝나고는 맨발로 걸었습니다. 등산화를 신고 불곡산을 다녔을 때에는 양쪽 폐에 있던 암세포들이 (먹물이 뿌려진 것처럼) 팝콘모양으로 우두둑 커져 다시 항암치료를 시작해야만 했습니다. 그런데 맨발로 걷기 시작한 2차 항암치료 때에는 암세포들이 활동을 멈췄다는 의사 선생님 말을 들었습니다.

그땐 정말로 맨발걷기의 고마움을 절절히 느꼈답니다. 물론 맨발걷기로 수족냉증도 없어지고 변도 좋아지고 수면의 질은 덤으로 좋아졌어요.

저는 개인적으로 사람을 살려내는 맨발걷기 박동창 회장님과 맨발걷기국민운동본부 회원님들의 단톡방을 굉장히 좋아합니다. 맨발걷기를 앞으로 더 열심히 하면서 여러분들께 희소식을 드리도록 더더욱 노력하겠습니다.

실제. 이번 2023년 3월 23일 검사에서는 지난 2021년 11월 당시 15회 차 항암이 끝났을 때 폐의 암 중 제일 컸던 지름 5cm 크기 종양이 3.2cm로 줄어들었음이 확인되었고. 암종양표지자 수치도 35까지가 정상인데 저는 그보다 훨씬 아래인 16.7로 나와 지극히 좋다는 사실까지 확인되었습니다. 이 모든 진전이 지난 1년 반 하루도 빠지지 않은 맨발걷기의 일상 덕분이라 믿고. 앞으로도 불곡산 맨발인으로서의 건강한 일상을 살아갈 것입니다.

감사합니다.

갑상선암은 물론
중증 당뇨병까지 나아지다

2018년 12월 26일 조○목

저의 치유사례를 정리해달라는 요청을 받고 한편으로는 반갑기도 하고, 한편으로는 글로 표현하는 능력이 너무 부족하기 때문에 많이 망설였습니다. 하지만 저와 같은 병을 앓고 계시는 분들에게 조금이라도 참고가 되실 수 있도록 용기를 내어 말씀드리도록 하겠습니다.

저는 10년 전 뇌출혈로 쓰러져서 ○○병원에서 왼쪽 뇌수술을 받았는데, 하나님을 믿고 있기 때문에 병석에서 완치해 주시겠다는 주님의 음성을 들었습니다. 그래서 완치 확률 5%에 속하는 뇌졸중 환자였지만 합병증 없이 완치되었습니다.

7년간 혈당수치가 350~370을 오르내려 저는 혈당약으로 혈당지수를 조절하고 있어야 했습니다. 그런 가운데 ○○병원에서 정기검사를 받던 중 갑상선 왼쪽 부위에 암이 발견되었고 수술 날짜까지 받았습니다. 워낙 중증이었기 때문에 갑상선 두 쪽을 다 떼어내야 한다는 병원 측의 진단이 나왔습니다. 다른 병원에 가서도 진찰을 해보았으나 동일한 진단이 나왔습니다.

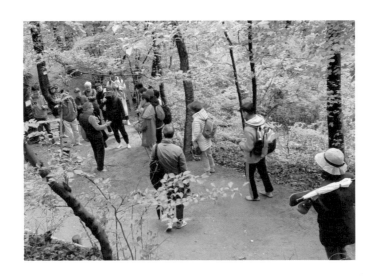

이에 저의 아내가 민간요법을 해보고 난 후 마지막에 수술을 해보자는 제안을 해서 그렇게 하기로 했습니다. 먼저 전신 벌침을 5개월 정도 맞았으나 뚜렷한 차도를 못 느꼈습니다.

그러던 중 교우 한 분이 맨발로 걸으면 자연치유가 된다는 말씀을 해주셨습니다. 이에 그 때부터 당뇨약을 끊고, 주 3회 이상 주변의 대모산, 남한산성 등을 정상까지 맨발산행으로 오르기 시작하였습니다. 그리고 유명산 계곡 자갈길 등도 맨발로 걸었습니다. 발이 부딪혀 깨지기도 하였지만, 일주일 정도 지나면 괜찮아지곤 하였습니다.

겨울에도 가능한 맨발로 걸었고 심지어 영하 20도를 웃돌게 추워도 맨발 샌들을 신고 지냈습니다. 양말은 물론 신지 않았고요. 그랬더니 감기도 일체 걸리지 않았고. 2달 여 만에 어느새 아침 공복 혈당은 정상 수치인 100~110으로 돌아왔습니다.

그 후 갑상선암 검사를 해볼까 하였지만. 이미 혈당치가 정상으로 돌아왔는데. 굳이 암 검사를 해볼 이유가 없었고. 그날 이후 10여 년이 지난 오늘날까지 약 한 톨 먹지 않고 건강히 살고 있습니다. 당연히 갑상선암도 완치되었다고 보아야 하겠지요?

결국 저는 우리 인간에게 땅을 밟고 사는 것에 만병의 치유능력이 있다는 것을 명백히 알게 되었습니다. 어떤 질병이든지 관계없이 인간에게는 좋은 피의 생성이 중요하고. 그러한 좋은 피를 온 몸에 잘 순환시키는 것이 매우 중요한데. 그 비결은 바로 맨발로 걷는 데 있다는 것을 알게 되었습니다.

그러므로 여러분들께서도 맨발걷기와 맨발산행을 통하여 저와 같이 완치되는 기적들을 체험하시기를 간절히 권하는 바입니다.

✖

폐 결절, 맨발걷기를
축제처럼 즐기며 치유하다

2020년 8월 5일 일산에서 박향기

저는 일산 거주 박향기입니다. 우선 최근 일어난 저의 경험담을 먼저 올려드리겠습니다. 7월 25일 토요일에 대모산 행사를 잘 다녀온 후 저녁부터 오한이 있더니 일요일 아침에 자고 일어나자마자 등 쪽 날개 부분이 심하게 담에 걸린 것처럼 통증과 불편함으로 너무 힘이 들었습니다.

행사장에서 맨발걷기도 잘하고 왔는데 무슨 일인가 싶어 전전긍긍하며 한의원을 가야 할 지, 어디서 어떻게 치료를 받아야 할지 걱정만 하고 있었습니다. 그러다가 맨발걷기국민운동본부 부회장 이소명 님께 의견을 물으니, 엉금엉금 기어서라도 맨발로 걸어보거나 정히 못 견디게 아프면 땅 위에 발이라도 대고 있으라고 말해주셨습니다.

통증이 너무 심해 침대에서 일어나는 것조차도 힘들다고 말씀드리니 최근의 며칠간 있었던 일정을 자세히 말해보라고 해서, 가족들과 휴가를 부산으로 갔다오면서 장시간 기차를 탔고 그래서 이런 증세가 있는 것 같다고 했습니다. 그러니 부회장님께서는 휴가기간 동안 맨발걷기 운동은 했느냐고 또 질문을 주셨고 장마철 며칠 동안 부산 휴가 중에는 계속 비가 와서 맨발걷기도 못하고 음식 먹거리도 마구잡이로 먹었다는 과정까지 말씀드렸습니다.

부회장님은 제일 빠른 치유는 우선 맨발걷기이니 그것부터 해보라는 처방을 주셨습니다. 즉시 힘든 몸을 이끌고 맨발걷기를 실천했습니다. 덕분에 몸 상태가 너무나도 많이 좋아졌습니다. 두 시간 정도 맨발걷기를 하고 집으로 들어가는 중인데. 출발 전이랑 몸 상태가 완전히 바뀐 것이 체감됩니다.

저는 감히 맨발걷기는 만병통치약이라고 말씀드립니다. 제가 맨발걷기를 알게 된 것은 1년 전으로 김○숙 님의 소개가 있었습니다. 그 후 맨발걷기 운동은 무비용으로 사람을 살려내고 참 좋다는 것을 알게 되었지만 직장 일이 우선이다 보니 쉬는 날 주말에만 한두 시간 맨발걷기를 실천했습니다. 제가 맨발걷기 운동에 진지하게 관심을 갖게 된 것은 2년 전 폐결절(0.5cm)을 진단받으면서부터입니다. 폐결절 진단을 받은 이후로도 1년간은 상황이 더욱 안 좋아졌습니다. 진단을 받고 1년 뒤인 2019년 6월 검사에서는 1.5cm로 결절 사이즈가 1cm가 더 커졌다는 결과를 받았습니다. 이때부터는 죽기 살기로 맨발걷기를 숙제처럼 거의 매일 실천했습니다. 그로부터 6개월 후인 12월에는 CT 검사 결과 폐결절 부위가 약간 줄었다는 판정을 받았습니다. 확신을 느낀 저는 그 이후부터는 숙제가 아닌 축제처럼 즐기면서 맨발걷기를 하고 있습니다.

3개월 전부터는 접지매트도 구입해서 사용 중인데 자다가 2~3번 가던 화장실도 안 가고 아침까지 숙면을 취하고 있습니다. 접지매트와 피부접촉이 최대한 많을수록(잠잘 때는 속옷을 최대한 가볍게) 효능이 좋은 것을 확실히 느낍니다.

요즈음 저는 맨발걷기로 마음의 평정도 가졌고 꼭 완전한 건강을 유지할 수 있다는 자신감에 차있습니다. 오직 죽는 그날까지 맨발걷기 운동을 해야만 되겠구나라는 다짐은 변하지 않을 것입니다.

금년 12월에는 CT 예약이 되어있지만 지금까지 저의 몸이 회복되는 과정들을 돌이켜보니 오직 맨발걷기와 건강한 식생활에만 매진해야겠다는 생각이 들었습니다. 저를 낫게 해줄 든든한 건강보험은 오직 맨발걷기 운동이기에 많은 인터넷카페 회원이나 단톡방 회원들이 저의 글을 읽고 많은 용기와 희망을 가져주시길 부탁드려봅니다.

회장님과 부회장님 그리고 맨발걷기 운동과 범국민적으로 운동을 펼치는 맨발걷기국민운동본부까지. 세세히 가르쳐주시고 격려를 많이 해주신 김○숙 이사님께 이 자리를 빌어 감사드립니다. 또 함께 봉사하시는 모든 임원 분 그리고 회원 분들의 열정도 저에게 큰 도움이 되기에 이 기회를 빌려 진심으로 감사감사를 드립니다.

가성점액종 충수암 종양,
맨발 9개월에 다 사라지다

2020년 2월 5일 희귀암으로부터 살아난 배꽃향기

저는 2018년 3월 21일 ○○병원에서 건강검진을 받고 이어 4월 초 청천벽력과 같이 암 종양이 발견되었다는 검진결과를 들었습니다. 거기에다 그 병명이 '다발성 가성점액종(희귀병)'이라는 드문 병이라 하였어요. 하늘이 까맣게 되는 고통의 나날이 시작되었습니다.

당장 생긴 암 종양이라도 제거하자는 생각으로 수술을 받았습니다. 다행히 수술 후 모든 암 종양을 제거했다는 주치의의 소식을 들었습니다. 그에 안도하며 더 이상 새로운 종양이 생기지 않기를 하느님께 기도하는 심정으로 매일매일을 살아내었습니다. 매 3개월마다 CT 촬영 등 정기검진도 계속하였고요.

다행히도 2018년 12월까지는 별 이상이 없었는데. 2019년 3월에 CT 촬영을 한 결과 3mm짜리 종양이 복강 내에 여러 개가 생겼다고 결과를 받았습니다. 또 종양이라는 소리를 들었을 때는 뭐라고 표현이 안 될 정도로 정신적으로 많이 힘들었어요.

그러다 친구의 권유로 2019년 4월 13일 토요일, 대모산 '맨발걷기숲길힐링스쿨'에 나가 박동창 회장님과 여러 회원님들로부터 맨발걷기의 이론과 치유의 사례들을 배우게 되었습니다. 그리고 이제부터는 오로지 맨발걷기만이 나의 마지막 살길이라는 생각으로 맨발걷기에 매달리기 시작했습니다. 매일 하루에 두 시간씩 하루도 빠지지 않고 맨발걷기를 했어요. 맨발걷기를 처음 시작했을 때 몸이 날아갈 듯이 가볍고 집에 와서 일을 해도 하나도 피곤하지도 않고 정말 기분도 좋고 밤에 잠도 잘 잤어요.

맨발걷기 한 달 보름 후인 6월에 검진을 한 결과, 종양이 조금 더 커지고 더 많이 생겼다고 하셨을 때에도 하늘이 무너지는 줄 알았습니다. 그래도 실망하지 않고 꿋꿋하게 비가 와도 매일 두 시간씩 꾸준히 맨발걷기를 계속하였습니다. 그리고 모든 암환자들이 그러하지만 먹는 것도 정말 조심하였고요.

그 결과 9월에는 커졌던 종양이 조금 줄고, 또 몇 개는 없어졌다는 교수님의 말씀에 날아갈 듯이 기뻤습니다. 2019년 10월 9일 한글날, 번개 맨발산행에 참가한 저는 대모산 대천 약수터에서 쉬고 있었습니다. 그런데 마침 박 회장님께서 저의 최근 치유의 소식과 변화를 아시기라도 하신 듯, 그간 몇 개월간 맨발로 걸은 결과에 대해 이야기를 좀 해보라고 하셨습니다. 그날 회원님들 앞에서 증언하면서 얼마나 눈물이 났는지요. 감사할 뿐이었습니다.

그렇게 맨발걷기는 저에게는 생명을 살리는 최고의 운동이 되었고, 그 이후에도 한 번도 빠짐없이 맨발걷기는 오로지 저의 생존의 이유가 되었습니다. 몸의 컨디션 변화는 매일 날아갈 듯이 가벼워졌고요. 그 후 회장님과 이 부회장님께서 따로 접지패드를 보내주셔서 12월부터는 접지패드까지 베개 위에 놓고 잠을 잤습니다. 이후로 몸의 상태는 더 좋아졌다 믿습니다. 그러던 차 지난해 12월 24일 오후에는 구룡산 정상까지 맨발로 걷고 내려오는데. 대모산 시문언덕에서 마침 현수막을 걸고 계시던 회장님을 만났어요. 회장님의 격려 말씀과 "얼굴이 너무나 좋아졌다"는 말씀에 이제 곧 좋은 소식으로 보답해드려야 할 터인데 하는 생각을 하며 대모산을 하산하였습니다.

드디어 1월 중순 ○○병원에서 다시 건강검진을 하고 1월 22일 최종 결과를 듣기로 되어있던 차였습니다. 이 부회장님으로부터 회장님이 1월 22일 국민건강보험공단 이사장님을 만나는데. 혹시 1월에 나온다던 건강검진 결과가 언제 나오느냐는 물음을 주셨어요. 그래서 1월 22일 오전 10시라고 답을 드렸지요.

저의 검사 결과를 국민건강보험공단 이사장님께 소개시켜드리려는 듯 보였습니다. 결과가 나오는 당일에 미팅이 있다는데……. 좋은 소식으로 보답해 드려야 할 터인데…… 하고 마음의 각오와 희망을 다지는 시간이었습니다.

하느님의 조화로운 치유의 역사가 이루어진 것일까요? 회장님께서 국민건강보험공단 이사장님을 만나시는 그날 오전. 저는 ○○병원 주치의로부터 "다발성 가성점액종이라는 희귀암의 종양이 하나도 보이지 않아요! 축하합니다!"라는 최종 진단결과를 알려주셨어요. 정말 기적이에요.

회장님이 국민건강보험공단에 맨발걷기 치유의 희소식을 전해야 한다는 하느님의 계시인지도 모르겠네요. 그 계시가 제대로 작동하여 다행입니다. 제 생명이 살아난 이 맨발걷기 치유의 기적을 앞으로 더 많은 국민들에게 또 암환우들에게 나눌 수 있게 되기를 간절히 비는 마음으로 기쁜 소식을 이 부회장님을 통해 회장님께 전해드렸습니다.

이렇게 저는 맨발걷기를 하면서 잃어버렸던 건강을 되찾았습니다. 다행히 경계성 종양이었기는 하지만, 그 무서운 암의 공포로부터 정말 기적적으로 살아돌아왔습니다. 지금도 산에는 매일 가고, 맨발걷기도 계속하고 있습니다. 따뜻한 봄날이 오면 더 열심히 할 것이고요.

저와 같이 육체적, 정신적으로 힘들게 고통받고 계실 많은 분들께도 죽으나 사나 맨발걷기를 열심히 하시면, 흙은 반드시 생명으로 보답할 것이라는 믿음을 전해드리고 싶습니다. 이 시간 지금도 암으로 고통받고 계시는 수많은 암환우들이 희망을 가지시고 맨발로 걸으셔서 치유되시길 빌고 또 믿어 의심치 않아요.

이 기회를 빌어 다시 한 번 '맨발걷기국민운동본부'의 회장님과 부회장님 그리고 여러 회원님들께 진정 감사의 말씀을 전해올립니다. 감사합니다.

✖

담낭암이 7개월의
맨발걷기 후 사라지다

2022년 11월 2일 양평에서 정○영

저에게 3년 전부터 맨발걷기를 가르쳐준 분은 양평지구 같은 마을에 사시는 최○례님이십니다. 저뿐 아니라 동네 주민들에게 맨발걷기를 알리고자 동분서주 열정이 대단하신 분입니다. 그 중에 제가 행운의 주인공이 된 것입니다.

처음 맨발걷기 제안을 해주셨을 때에 저는 낮에는 일을 하고. 밤에는 무조건 흙길을 걸었습니다. 그래서 만든 게 저의 집 뒷동산의 맨발길이죠~.

제가 맨발걷기를 더 열심히 하게 된 동기는. 암이라는 병이 힘을 쪽 빠지게 한 것이었습니다. 암 진단을 받기 전 저는 늘 진땀도 나고 엄청 피곤하였습니다. 그래서 분당 ○○병원 검진을 받았습니다. 장장 6시간. 장시간에 걸쳐 정밀검사를 한 결과 쓸개에 종양이 있다고 판명 났습니다.

일 때문에 맨발걷기는 자주 할 수 없었지만 시간이 나는 대로 틈틈이 열심히 걸었습니다. 그 결과 검진을 다시 했을 때 쓸개에 종양이 하나도 없다는 결과를 받았습니다. 쓸개의 종양이 없어진 것은 맨발걷기 7개월 만이었습니다.

맨발걷기를 하니.

첫째는 힘이 나고

둘째는 아침 일찍 일어나도 피곤한줄 모르고

셋째는 눈 안구 건조증이 사라지고

넷째는 변비로 인해 3일에 한 번 화장실을 갈까 말까 할 정도로
애를 먹었는데 지금은 매일 아침 기상할 때마다 화장실
에서 시원한 쾌변까지 이루게 되었습니다.

그리고 맨발걷기 시작하면서 남근까지도 좋아지니 제 몸에 종양인들 저절
로 없어진 게 당연한 것 아닙니까? 아쉬운 것은. 흙 밟는 게 이토록 좋은
건데 왜 나는 농사를 지으면서 신발을 신고 일을 했는지 하는 것입니다. 안
타까운 일이지만 그래도 최○례 님을 통해 맨발걷기로 치유되고 건강한
삶을 살 수 있어 감사합니다.

제가 말을 하지 않아 주위에서는 제가 암 환우라는 것을 아무도 몰랐습니
다. 하지만 오늘은 솔직하게 털어놓아 속이 후련합니다. 이 글을 쓰면서 진
단받을 무렵. 맨발걷기의 효능을 듣고 난 다음부터 어떻게든 이겨내고자
캄캄한 밤중에 맨발로 산길을 정신없이 걸었던 기억이 새롭습니다. 지금은
몸이 날개가 달린 듯 날아다닐 것 같습니다.

회장님! 우리 마을 양평 세월리 주민들은 많이들 맨발걷기를 하고 있습니
다. 모든 희귀병. 암과 뇌출혈. 중풍 등 각종 병명을 진단받아도 낫는 길은
오로지 맨발뿐이라고 안내하고 있습니다.

예전에는 주위에서 따가운 시선을 받곤 했습니다만 무지해서 모르는 저들이 안타까울 뿐이기에 열심히 알리는 길에 최선을 다했던 것 같습니다. 이제는 맨발이 저의 삶을 지탱하는 큰 무기이며 어떠한 문제가 온다 해도 잘 이겨내는 동기가 될 것입니다.

회고해보니 어느 때는 밤새도록 신발을 신고 걷기로 극기훈련도 했습니다. 맨발걷기를 몰랐을 때는 우리 집서 양자산까지 장장 30km를 신발을 신고 왕복하고 다니기도 했습니다.

지금은 고인이 되었지만 그때 집사람은 자주 나가는 저한테 무슨 연애를 하느냐고 눈총을 주기도 했습니다. 그렇게 불편한 마음에 집을 나와 또 신발을 신고 걸었기에 병이 생긴 것이었죠. 그 무렵 몸이 아파도 가족들이 걱정할까 봐 알리지 않고 걷기에만 의지했습니다.

그러나 이제는 내가 살길은 오로지 맨발걷기라는 일념을 지키고 있습니다. 오늘 저의 치유사례를 수많은 분들께 소개하게 되어 큰 보람을 느낍니다. 회장님 감사합니다.

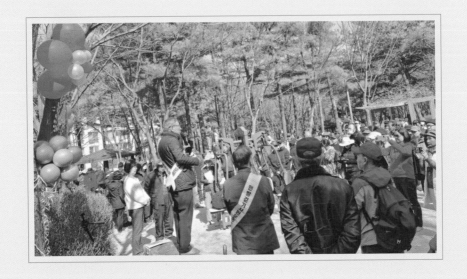

우리 곁에서 꽃이 피어난다는 것은 얼마나 놀라운 생명의 신비인가.

곱고 향기로운 우주가 문을 열고 있는 것이다.

잠잠하던 숲에서 새들이 맑은 목청으로 노래하는 것은

우리들 삶에 물기를 보태주는 가락이다.

법정(法頂)

2장

고혈압, 당뇨, 혈관 질환에서의 탈출

✖

고혈압, 중성지방, 고지혈증, 호흡곤란이 나아지다

2022년 5월 28일 59세 남○열

2017년 초부터 등통으로 고생하다 심한 통증과 더불어 숨쉬기도 어렵고 식은땀도 나고 해서 동네 병원에 갔더니 역류성식도염약을 처방받았습니다. 등통으로 병원을 왔는데 왜 역류성식도염약을 처방할까 의아했습니다. 또 담이 들린 것 같아서 약을 안 먹고 근처 한의원에 갔더니. 한의사가 컴퓨터로 진맥해보고 파형이 안 좋다고 큰 병원에 가라고 했습니다.

○○병원에 가니 의사가 대동맥 박리가 의심된다고 해서 CT를 찍어봤습니다. 혈관에는 아무런 문제가 없었으나 의사는 혈압이 원인일 수도 있다고 하여 혈압약을 처방해주었습니다.

그 후로도 등통은 재발하여 원인을 모르고 계속 혈압약을 복용하였습니다. 혈압은 140 정도였으며 혈압약의 용량도 계속 늘어나게 되었습니다. 약을 끊으면 160으로도 올라가고 해서 다시 먹을 수밖에 없었죠. 그래도 혈압약을 끊기 위해 청계산 이수봉을 1년간 100번 올라가는 노력을 하였으나 혈압은 내려갈 줄을 몰랐습니다.

그러다가도 혈압약을 안 먹고 한 달을 버티기도 했습니다. 그런데 지인이 혈압약을 먹다가 안 먹어서 뇌경색으로 쓰러지는 일이 있었습니다. 지인은 그 일로 인해 반신이 부자유하게 되었다고 저 보고 혈압약은 끊으면 안 된다고 하여 또 먹게 되었습니다.

2021년 10월 고혈압과 당뇨약을 드시고 계셨던 아버지가 심장병과 폐렴으로 병원에 입원하셨고 그 후 퇴원도 못하시고 12월 7일 패혈증으로 돌아가시게 되었습니다. 그 스트레스로 체중이 75kg에서 85kg까지 올라갔습니다. 병원에 가서 건강검진을 해보니 중성지방. LDL콜레스테롤이 안 좋아서 고지혈증 약을 처방받아 한 달 치를 복용했습니다.

올 1월 달부터 건강 관련 유튜브를 보던 중에 맨발걷기에 관심을 가지게 되어 박동창 선생의 『맨발로 걸어라』 책도 보고 인터넷카페도 가입하고 복부패드 동망패드도 각각 2개씩 구입하여 어머님께 1세트 드렸습니다. 어머니는 혈압약과 당뇨약을 30년 이상 복용 중이십니다. 그 외 발저림도 있고 해서 어머니와 같이 맨발걷기도 함께 했습니다. 87세 고령이시지만 혈압. 당뇨. 발저림 말고는 건강하십니다. 다만 체력이 달려 맨발걷기는 자주 못하셔서 동네 보라매공원 황톳길을 하루 30분이라도 가시도록 말씀드렸습니다.

저는 2월 13일부터 집에 있던 혈압약도 버리고 매일 1시간 30분~2시간 30분 정도씩의 맨발걷기를 일상화했습니다.

3월 18일 다시 건강검진을 받아보니 2월 달에 비해 LDL은 143→94. HDL

은 46→43. 중성지방은 231→64. 혈당은 111→106으로 변화가 있었습니다. HDL(고밀도 콜레스테롤)은 몸에 좋은 콜레스테롤이라 하여 오히려 많이 있을수록 좋은 것인데. 이를 제외하고는 전반적으로 개선되었습니다.

4월 11일에 분당 보건소에서 다시 측정해보니 혈당은 106→98로. 중성지방은 64→87로. LDL은 94→61로. HDL은 43→53으로 바뀌었습니다. 총 콜레스테롤이 132로 정상범위에 들었습니다. 혈압은 좋아지기는 하였으나 150이 나오는 경우도 있었습니다.

그러다가 맨발걷기 3개월 후부터는 130/90 이하로 나오더니 오늘은 109/76 이하인 역대 최저로 떨어졌습니다. 평균 120/80대로 유지하고 있습니다.

참고로 등통의 원인은 고혈압이 아니라 식도 역류가 원인이었습니다. 인터넷에 저와 비슷한 사례가 있어서 보니까 역류성식도염약을 처방받고 일주일 만에 나았다고 해서 저도 똑같이 해보니 그동안 고통스럽게 짓눌렸던 등통으로부터 해방되었습니다. 한편으로는 그때 동네 병원 의사가 제대로 처방해주었는데 무시해서 병을 키웠던 건 아닌가 싶어서 허탈하더군요. 그렇지만 식도 역류나 고혈압은 증상이지 원인일 수가 없겠죠. 역류약으로 좋아졌다고 완치된 것처럼 느껴지지만 증상만 없어진 것이지 언제 다시 재발할지도 모르지요. 그래서 더욱더 맨발을 밥 먹듯이 하고 있습니다.

고혈압에 고지혈을 겪고 나니 부모님처럼 저도 병원에서 고통받다가 죽을 것 같아서. 저는 그러지 않으려고 맨발걷기와 다이어트를 병행하고 있습니다. 키 172cm에 85kg이었던 저의 체중이 3개월 만에 70kg까지 감량되었습니다.

그동안 간식, 술, 과자, 빵, 육식을 멀리하고 소식을 하였습니다. 직장에서는 점심으로 외식을 안 하고 도시락을 싸서 다녔습니다. 아침에 출근 전에 한 시간, 점심 먹고 30분, 퇴근 후 1시간 맨발걷기를 실천하다보니 혈압이 안정되기 시작했습니다.

등산을 아무리 해도 안 떨어지던 것이 맨발로 걸어다닌 것만으로 혈압이 떨어지는 걸 직접 경험하고 주위의 가족, 친구들에게도 맨발걷기를 권할 수 있게 되었습니다. 제가 맨발걷기를 빨리 알았더라면 아버지도 돌아가시지 않을 수 있었을 텐데 하는 아쉬움도 있습니다.

홀로 계신 어머님도 지병이 없어질 수 있도록 맨발걷기 시작하셨고 복부패드와 동망패드도 매일 하시고 계십니다.

무엇보다도 맨발걷기의 계기를 만들어주신 박동창 회장님께 감사합니다. 『맨발로 걸어라』 책을 읽은 덕분에 더욱더 이론적으로 무장을 할 수 있게 되어 이때까지 하루도 쉬지 않고 맨발걷기를 실천하게 되었습니다. 앞으로도 요요현상 없이 평생 맨발 중독으로 살게 될 것 같습니다.

약 먹어도 높게 나오던
혈압수치가 좋아지다

2022년 1월 26일 61세 울산○솔

저는 올해 6학년이 갓 된 토끼띠 남성입니다. 산을 좋아해서 젊은 시절 전국 명산을 두루 다니며 체력을 다지곤 했습니다. 그러다가 맨발하시는 분을 몇 번 보고 3년 전쯤 인터넷 검색을 통해 맨발걷기숲길힐링스쿨 인터넷카페에 가입하여 여러분들의 치유사례들을 접하면서 실천하게 되었습니다.

저는 고혈압 약을 먹어도 혈압조절이 잘 되지 않는 편입니다. 그런데 2022년 1월 12일 인터넷카페에서 김○심 님이 쓴 '회원이 쓰는 아침편지'를 보게 되었습니다.

그 분은 약을 계속 강도 높게 올리는 게 겁이 나서 꾸준하게는 못해도 일주일에 2~3번은 맨발걷기를 계속했다고 합니다. 한동안 이렇다 할 큰 차이를 못 느꼈는데 최근 매일 꾸준히 40일을 배놓지 않고 해보니 혈압이 더 이상 오르지 않고 120~130대 수준에 머물렀다고 하더군요. 그 이후로 치유의 확신을 갖기 시작했습니다.

혈압 외에도 왼쪽 눈에는 비문증이 있는데 맨발걷기를 하면 없어진다는 말씀을 인터넷카페나 단톡방에서 자주 읽습니다. 요즘은 코로나 바이러스로 걱정하는 시대지만 1,500명 단톡방 회원들과 함께 참여하고 있기에 불안감도 사라지고 자긍심도 생깁니다.

그동안 늘 걱정하던 고혈압도 좋아지고 혈액순환도 잘되고 있기에 늘 생기있게 생활하고 있습니다. 약 먹어도 높게 나오던 혈압수치가 매일 맨발걷기 만보씩을 하고부터는 정상으로 되어가기에 기쁩니다.

저는 말주변과 글재주가 별로 없기에 더 상세히 올리지 못해 안타깝지만 아무튼 맨발걷기를 매일 하고부터는 활력도 생기고 삶이 너무나 즐겁습니다. 아직도 무지외반증. 과민성대장증후군의 증세는 있지만 혈압이 떨어지고 있기에 온 몸에 문제점들도 치유될 것이라 믿습니다. 맨발걷기를 꾸준히 실천하며 기대를 하고 있습니다.

예전에는 맨발로 나서면 조금 쑥스러웠지만 전국에 함께 맨발로 걷는 동호인들이 계셔서 창피한 생각이 없습니다. 제가 좋아지니 저절로 주위 친구들한테 맨발걷기를 전하게 됩니다. 일단 권장을 많이 해보지만 얼마 후 중단하기에 안타깝지 그지없습니다.

심장 시술, 무릎 수술,
대상포진 등을 맨발로 이겨내다

2022년 2월 16일 대구에서 김○희

안녕하세요. 대구시 거주하는 김○희입니다. 저의 맨발걷기 551일 체험후기를 안내합니다. 겉껍데기는 멀쩡해보이지만 저는 걸어다니는 종합병원으로 12년째 심장병 환자였습니다. 관절염도 심해서 퇴행성 3기에 손발도 차가운 냉체질까지 있어서 늘 골골거렸지요. 감기는 달고 살았고요.

2015년도에는 심장 시술을 하고 2017년에는 오른쪽 다리 연골이 파열되어서 잘라내는 시술을 하는 등 큰일을 겪었습니다. 이렇듯 시술을 자주 하니 면역력이 떨어져서 1년에 대상포진 증세가 두 번씩이나 나타나 응급실로 실려가곤 했습니다. 저는 7남매 맏며느리라서 집안 행사일도 아주 많았지요.

그러던 중 2020년 5월 20일 어느 날. 친구가 전화통화를 하다가 "맨발로 흙을 밟는다"는 얘기를 듣게 되었습니다. 저는 아픈 곳이 워낙 많아 솔깃했고 절실했습니다. 살고 싶어서 그날로 바로 흙길을 찾아 뛰어나갔습니다.

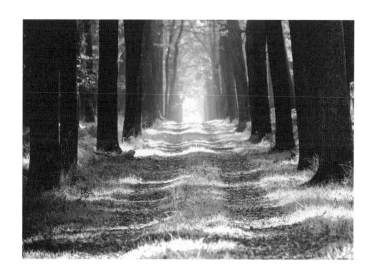

평소 신뢰하는 절친의 말을 믿고 일단은 걸어보자. 우리 몸에 오장육부는 발에 있다고 했으니 희망을 갖고 흙길을 걷다보면 증세마다 좋아지겠지 믿음을 갖고 열심히 걸었습니다.

걷기 시작 3일째 날 어머나! 어쩌지요? 오른쪽 발바닥의 심장 반사구 쪽에 대추알만 한 물집이 생겼습니다. 물집이 너무 크고 심해서 병원 피부과에 가서 보여주니 맨발로 걷지 말라는 처방을 받았습니다.

그렇지만 저는 약국에서 소독약을 사고 테이프와 붕대를 구입해 집에 와서 발바닥 그 부위 자리에 소독 후 테이프만 붙이고 계속 걸었답니다. 연고 한 번 안 바르고 고통을 참으면서 이 날 이때까지 맨발로 걸어온 것입니다.

그 발바닥 자리는 덧나지 않고 깨끗이 치유되었습니다. 그것은 아마도 맨발로 흙을 밟은 후부터 몸의 컨디션이 좋아지고 있다는 방증이겠지요. 긍정의 힘도 가세했고 평소 옳다고 판단하면 마음을 굳혀 의지력과 인내심을 강하게 먹는 체질이었기 때문에 가능했던 것 같습니다.

두 해의 겨울을 보내는 동안 발 보호를 위해 덧신 한 번 안 신고 추위에
도 강풍에도 견디고 견디며 늘 묵묵히 맨발로 걸었답니다. 주위사람들은
저한테 미쳤나 봐 동상 걸리면 어쩌려고, 왜 저래 하고는 했습니다. 욕을
하시는 건 아니지만 놀래 하시고 안쓰러워 한 마디씩 건네곤 하셨습니다.
맨발로 걷는 수변 못둑에서는 저 김○희가 독종이라고 소문도 났었습니다.
맨발에 미쳐서 밤낮없이 걸었기에 그런 별명이 붙은 것입니다.

그 결과로 2022년 요즘 저는 감기 한 번 걸리는 것 없이. 대상포진도 재발
한 번 없이 지내고 있습니다. 다리에 근력도 단단히 생겨서 골골하지 않고
행복한 삶으로 친구들이랑 늘 하하 호호 기쁨이 가득 찬 나날을 보내고
있습니다. 친구들도 권장해서 함께 동행하고요.

이제 저의 생활에서 1순위는 단연코 맨발걷기입니다. 이 세상 더 이상의 최
고 순위는 없을 것 같습니다.

내 몸은 내가 사랑하면 할수록 건강의 복을 받는다는 것도 깨달았습니다.
제가 걷는 수변 못둑은 저의 집과 거리가 아주 멉니다. 집에서 나와 버스를
타고 약 40분 정도 거리입니다. 하지만 저는 일 년 넘게 그곳을 걸어다녔습
니다. 비가 오나 눈이 오나 개의치 않고 걸었습니다.

하지만 시멘트 길이 나오면 신발을 신어야 하므로 너무나 다리가 아프고
무리가 오는 걸 느낍니다. 관절염 때문인 것 같습니다. 버스를 환승하면서
두 번씩 갈아타면 왕복 3시간이 소요되는 거리를 끊임없이 찾아가는 것은

못둑의 흙길을 선호하기 때문입니다. 집 옆에 공원이나 학교운동장이 있어도 먼 곳을 찾아가는 이유는 햇빛 좋고 공기 좋은 산 밑이라서 그런 것 같습니다.

92세 시모님을 모시고 살다가 작년에 하늘에 모셨습니다. 그동안 저의 인생 숙제는 시모님을 모시며 살아가는 것이었습니다. 그러느라 사실 저의 몸은 제대로 돌보지도 못했지만 이제는 맨발로 지켜가면서 긍정적 마인드로 늘 행복하게 살 수 있다는 자신감에 차 있습니다.

고맙습니다. 맨발걷기라는 기쁜 소식이 제게까지 전달되도록 맨발걷기를 전파하신 맨발걷기국민운동본부 회장님께 감사드리고 전국에 계신 수많은 회원들께 감사드립니다. 그분들이 먼저 맨발걷기의 효능을 알고 자신과의 약속을 실천하여 몸의 치유를 이루었기에 그 소문이 저에게까지 연결되었습니다. 전국의 모든 맨발인들에게 감사를 드립니다.

낫기를 간절히 바라면 이루어지고 자연으로 치유되는 놀라운 기적의 선물인. 맨발걷기를 저에게 알려준 절친 권○희에게도 감사합니다. 친구는 맨발걷기국민운동본부 단톡방에 함께 있답니다. 늘 제게 힘이 되는 좋은 친구입니다. 업고 다니고 싶을 정도로 고마운 친구에게 이 자리를 빌려 인사를 전합니다. 고마워 친구야 사랑한데이.

뇌출혈에 편마비와 수두증,
맨발로 일상을 회복하다

2022년 9월 14일 대전에서 서○희

저는 어린이집을 25년 동안 운영하였고 2020년 2월에 유아교육 박사학위를 취득하였습니다. 대학에서 겸임교수로 강의를 다녔고 어린이집 컨설팅 등을 했습니다. 여러 일이 한꺼번에 몰려 스트레스를 많이 받아 과로 상태였지만 건강을 생각해 신발을 신고 하루에 한 시간씩 걷기 운동을 하였습니다.

하지만 2020년 11월 저는 뇌출혈로 쓰러져 주변 대학병원으로 이송되었습니다. 급히 수술을 받았는데 초기에는 의사 선생님이 큰 대동맥 출혈이 있어서 상태가 호전되기 어렵다고 하셨습니다. 중환자실 치료 이후에도 여러 차례 뇌경색 시술을 받았으며 수두증까지 오면서 많은 어려움을 겪었습니다.

후유증으로 왼쪽 편마비가 와서 처음엔 걸을 수조차 없었고 말도 어눌해졌습니다. 오른쪽 눈에도 혈관이 막히면서 앞이 보이지 않아 안과 수술도 하였으며 병원에서 4개월 재활치료를 마치고 퇴원하였습니다.

어느 정도 걸을 수 있었지만 어깨도 탈골되어 있었고, 왼쪽 편마비 때문에 일상생활이 힘들었습니다. 그러던 중 남동생이 소개한 박동창 회장님의 베스트셀러『맨발로 걸어라』책을 읽고, 바로 근처에 맨발걷기 장소를 찾아 2021년 9월 23일부터 맨발걷기를 시작하였습니다.

퇴원 후 재활치료와 한방 침 치료를 했으며, 정기검진을 하고 있습니다. 안과검진은 3개월에 한 번씩 검진하는데, 퇴원 후 첫 검진에서는 눈 혈관이 아직도 많이 막혀 있다고 했습니다. 그래서 약물치료보다는 1년 정도 정기검진을 하며 꾸준히 지켜보기로 했습니다.

그러던 중 맨발걷기를 꾸준히 하였는데 3개월 후 다시 한 정기검진에서는 기적이 일어났습니다. 완전히 나았다는 것입니다. 의사 선생님은 약물이나 기계적인 치료 없이 저처럼 빠른 시일 내에 치유된 사례는 의학 책에서도 찾아볼 수 없는 일이라고 하셨습니다.

맨발걷기를 꾸준히 한 결과 지난 8월 26일 안과검진에서는 아무 이상이 없으니 1년 뒤에 보자고 하셨습니다. 퇴원 후 뇌 상태를 정밀검사 해보자고 해서 지난 5월 24일에 1박 2일로 대퇴동맥을 절제하여 혈관에 조형제를 넣어 혈관을 검사하는 정밀검사를 실시하였습니다. 혈관 정밀검사에서도 혈관 상태가 너무 좋아졌다는 결과를 받았습니다. 2년 뒤에 다시 검사를 받아보자는 얘기만 하고 병원을 나왔습니다.

그때부터 하루도 빠짐없이 맨발로 산행하였습니다. 맨발걷기 38일째가 되자 잘 펴지지도 않던 왼손으로 컴퓨터 자판을 칠 수 있게 되었습니다. 현재 상태는 왼손 소근육만 완전히 풀리지 않아 재활치료 중이고 혼자서 운전하여 병원도 다니고. 어린이집 운영도 하고. 웰다잉 전문강사 자격도 취득하여 활동 중입니다.

그리고 맨발걷기 홍보를 위해 매일 맨발로 걸으며 전단지를 돌리고. 대전 지역에 동호회를 만들기 위해 회원모집을 하는 중입니다. 또한 맨발걷기 PPT 자료를 만들어 교사교육. 부모교육. 유아교육을 실시하여 아이들과 교사는 매일 모래놀이터에서 맨발걷기 중입니다. 지역에 맨발걷기 교육을 무료로도 실시할 예정입니다.

박동창 회장님의 『맨발로 걸어라』라는 책은 저에게 새로운 삶의 희망을 주었습니다. 50이라는 젊은 나이에 쓰러져서 우울해 희망을 잃고 살아가던 중. 한 권의 책이 누군가의 삶을 바꿀 수 있다는 것을 알게 되었고. 주변의 소중한 지인들에게 『맨발로 걸어라』라는 책을 선물하는 습관이 생겼습니다.

저와 주변의 지인들이 맨발걷기에 동참하며 뜻깊고 설레는 나날을 살게 해주신 박동창 회장님께 무한 감사를 드리며 존경합니다. 저도 주변사람들이 건강한 삶을 살도록 홍보하는 일에 열심히 동참하겠습니다.

심근경색의 극심한 후유증
맨발 3개월로 극복해내다

2019년 9월 25일 명랑천사 김숲속

명랑천사 김숲속입니다. 2019년 4월 10일 오후 5시 반쯤 사무실에서 갑자기 어지럽고 매스꺼운 증상이 있었어요. 주위에 지인들이 체한 것 같다고 바늘로 손끝을 따주고 주물러주고 했지만 점점 증상이 심해지면서 정신이 혼미해지고 가슴이 답답하여 숨쉬기가 힘들어지고 손까지 오그라드는 느낌을 받았습니다. 그러한 증세의 병명을 '방사통'이라고 하더라고요.

건물 3층에 소아과 의원이 있었는데 부축을 받아 올라갔습니다. 올라가는데 다리에 힘이 풀리고 휘청거려 걸을 수가 없었습니다. 소아과에 당도하자 의사가 침대에 누우라고 하는데 식은땀이 나고 어지럽고 토할 것 같고 화장실이 급해졌습니다. 의사가 보더니 급성 위궤양이거나 급성 심근경색이라 했습니다. 소견서 써줄 테니 빨리 119를 부르라고 하더군요.

증상이 있고 나서 지체한 시간부터 ○○병원 응급실에 당도하기까지 약 1시간 정도 걸린 것 같습니다. 응급실에서 몇 가지 물었고 검사를 몇 가지 했는데 급하다고 보호자 찾아 동의서를 받아야 한다 했습니다. 시간이 없어서 급히 우측 손목 동맥을 통해 스텐트 시술을 했고요. 중환자실에서 하루를 지내고 나서 다음날 좌측 손목 동맥에 스텐트 시술을 더 했습니다.

중환자실에서 문제가 생길까 봐 꼬박 3일을 보냈습니다. 평소에는 건강했고 그 어떤 전조증상도 없었습니다. 2018년 8월에도 ○○병원에서 종합검진을 했지만 혈압, 당뇨 등 특별한 문제는 없다는 소견이었습니다.

중환자실 신세를 지는 것은 난생처음이었습니다. 퇴원하면서 담당 의사한테 저의 증상이 어느 정도였는지 묻자 중증이었고 조금만 늦었으면 의식 없는 식물인간이든지 아니면 죽었다고 하더군요. 다행히 골든타임 안에 병원에 잘 왔다고 했습니다. 간에 일부 손상이 왔으나 회복 가능하다고 했습니다. 의사는 넘어지면 큰일 나니까 당분간은 심한 운동은 하지 말라 했습니다.

퇴원 후 여러 가지 변화가 생겼습니다. 일단 몸에 있는 에너지가 다 빠져나가서 휘청거리고 걸을 수가 없었고요. 기운이 없어서 말을 할 수가 없었습니다. 영양수액을 고급으로 맞아도 한두 시간 효과가 있었나? 소용이 없었지요. 다리 종아리는 또 얼마나 아픈지요.

그러던 중 같이 요가를 하는 지인을 만났는데 맨발로 걸으면 생기도 있으면서 불치병도 치유된다고 했습니다. 치유 사례도 많다면서 저희 '맨발걷기 숲길힐링스쿨' 카톡방에 초대해주시기도 했죠. 지인은 거기서 정보를 받아보라고 했습니다.

그리고 5월 19일인가 대모산에서 '제1회 서울시민 사랑의 맨발걷기 축제'가 있다고 했습니다. 지인은 맨발걷기를 혼자 하기는 어렵지만 천천히 같이 걷다보면 따라할 수 있을 거라며 같이 가보자고 했습니다. 그 후에도 지인은 일부러 제가 사는 곳까지 와주셔서 아파트 주변 흙길이 있는데서 같이 걸어주셨습니다.

요즘은 매일같이 밤 10시 이후 남편과 같이 한 시간씩 맨발걷기를 하고 있습니다. 맨발걷기를 하고 나면 기분이 좋아지더라고요.

첫째로 무엇보다 숙면을 취할 수 있어서 좋습니다. 전에는 가슴이 답답하니까 잠을 잘 수가 없었는데. 맨발로 걸은 이후 잠을 푹 자게 되니 얼마나 행복한지 모릅니다. 둘째로 종아리도 이제는 아프지 않고요. 셋째로 무엇보다 걸을 때 숨이 차던 것이 훨씬 수월해졌습니다.

이제는 다시 살아난 느낌입니다. 죽었다가 저승 앞에서 되돌아온 사람으로서 정말 감회가 새롭습니다. 이제는 욕심과 야심도 없고요. 이렇게 살아있다는 게 기적이고 성공이고 행복이 아닌가 싶습니다. 저를 이렇게 생명의 기적의 길로 안내해주신 맨발가족 여러분 고맙고 감사합니다.

바닷가 맨발걷기로
부정맥, 하지정맥류를 깨끗이

2022년 8월 31일 일산에서 75세 이○림

경기도 고양시 일산에 살고 있는 저는 여의도 장로 걷기대회 동우회를 통하여 맨발걷기 정보를 듣고 현재는 맨발걷기 6개월 차에 있습니다.

저는 과거 만성신부전증으로 심장부정맥이 발생하였습니다. 또 4년 전에는 뇌졸중으로 왼쪽 팔과 다리에 힘이 없어졌습니다. ○○병원에서 치료를 받아왔는데 하루에 먹는 약 때문에 더 많은 스트레스를 받아 이렇게 약에 의존하다가는 약 때문에 죽겠다는 생각이 들어 3년 전 모든 약과 병원 진료를 끊었습니다. 그리고 식습관을 바꾸어 현대 의학에 의존하기보다는 자연 치유 방법을 택하기로 하였습니다.

처음에는 하루 만보 걷기를 생활화했습니다. 그러던 중에 동료들이 바닷가 맨발걷기가 효과가 좋다고 하여 인천 을왕리해수욕장과 하나개해수욕장에 와서 맨발로 갯벌과 모래사장을 걸었습니다. 밀물·썰물의 자연의 거대한 힘 앞에서 걷기를 해보니 산길·흙길에서 할 때보다 훨씬 힘이 배가 된다는 것을 알았습니다.

흙에서 할 때는 발에 힘이 없어 땅을 차고 다니다보면 넘어져서 수없이 상처가 났습니다. 그래서 제 배낭에 응급처치 구급약들을 항상 준비하고 다녔습니다. 그런데 바다에서 맨발걷기를 해보니 넘어질 일도 없고, 걷고 나면 체력적으로 힘이 배가 된다는 것을 느끼다보니 수시로 바다 쪽으로 저절로 발길이 옮겨지고 있었습니다.

하지정맥류는 바닷가 맨발걷기를 하면서 좋아졌습니다. 바지를 종아리까지 올리는 과정에서 동료가 제 다리가 좋아진 것을 발견하여, 놀라서 사진을 찍어 확인을 했었고, 그 후 바닷가 맨발걷기를 몇 번 더 하니 20일쯤 후에는 울퉁불퉁 보기 흉하던 그 파란 혈관들이 감쪽같이 사라진 것을 보았습니다. 저도 놀랐고 함께 갔던 장로 일행들도 보고 놀랐습니다.

맨발걷기를 열심히 안 하면 하지정맥류가 다시 나타났습니다. 그렇기에 쉬지 말고 날마다 걷는 게 약이라는 걸 실감했습니다. 여러분들도 맨발걷기는 인생 속 필수 숙제라는 것을 깨달으시고 맨발걷기를 생활화하시라고 권장하고 싶습니다.

허혈성 뇌졸중, 이명, 두통이
눈 녹듯 사라지다

2019년 3월 28일 권마산

권마산의 맨발걷기 치료사례 및 소감을 간단히 말씀드립니다. 박동창 회장님은 저의 은인이시고 맨발걷기는 최고의 건강비법입니다. 맨발걷기로 혈액순환이 확실히 개선되었고 두통이 사라졌고 이명이 개선되었습니다. 저의 경험을 건강 과신. 1차 위기. 2차 위기. 맨발치유 등 각 단계별로 말씀드립니다.

1. 건강 과신

저는 한동안 제 건강을 자신해왔습니다. 술자리도 즐겼습니다. 새벽에 규칙적으로 운동장을 달렸습니다. 하루에 5~6km, 주말엔 하루에 10km 달렸습니다. 잦은 술자리에도 규칙적으로 운동을 하며 어머니의 사랑이 듬뿍 담긴 생토마토 즙을 마셔 피부도 좋고 동안이고 건강했습니다.

5년 전 어머니가 돌아가시면서 제 생활은 바뀌었습니다. 운동을 소홀히 했습니다. 운동을 하겠다는 욕구가 줄어들고 운동습관이 사라져버렸습니다.

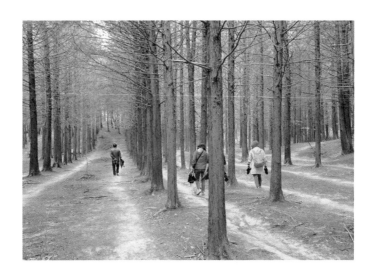

아침은 거르거나 직접 만든 매실·피자두 효소로 대신하였습니다. 하지만 좋아하는 술자리는 줄어들지 않았습니다. 잘못된 식습관과 운동부족, 스트레스로 몸에 이상이 오기 시작하였습니다.

2. 1차 위기

운동으로 55kg까지 유지되던 몸무게가 70kg에 이르게 되었습니다. 1~2년 급격히 몸무게가 불어나고 혈당 수치가 올라가기 시작했습니다(110~135). 술도 맛있고, 몸에 특별한 이상이 없어 혈당 수치를 무시하였습니다. 조깅을 하지는 않더라도 출퇴근시간과 점심시간 등을 활용해 하루에 1.5~2만 보씩 걸었습니다.

2년 전부터는 아침에 출근 전 우면산을 오르기 시작했습니다. 한여름 땡볕아래 여의도 외곽 자전거 도로를 걸을 때도 물 한 모금 마시지 않았습니다. 아마도 혈액은 점점 더 끈끈해졌을 것입니다.

몸이 서서히 이상 신호를 보내기 시작하였습니다. 밤에 자다가 발에 경련 (쥐)이 자주 발생하였습니다. 어느 날인가는 양발에 경련이 있기도 했습니다. 손, 발에 힘이 빠지기도 했습니다.

2017년 9월 회사를 옮겼습니다. 전직하면서 전혀 예상하지 못했던 스트레스를 받게 되었습니다. 화가 나면 급격히 혈압이 올라가는 것 같고, 화가 나면 스스로 참지 못하는 상태가 되었습니다. 늦가을이 되면서 몸 상태는 더 안 좋아졌습니다. 술자리를 거절해야 한다고 몸이 신호를 주고 있었습니다. 소주잔을 들 힘이 없어 오른손으로 들지 못하고 왼손으로 마실 때도 있었습니다.

과음한 어느 날 좀 늦은 점심을 먹었습니다. 전일 과음에 아침을 걸러 몸에 영양분이 부족한 상태였습니다. 기름기가 많은 소꼬리 곰탕을 먹었습니다. 먹으면서 몸이 급격히 이상(마비)해짐을 느꼈습니다. 밥 먹기를 포기하고 차가운 물을 몇 컵 들이켰습니다. 식사를 급히 마쳤습니다.

근처 한의원으로 가서 '몸이 이상하다. 중풍이 오는 것 같다'고 침을 놔달라고 했습니다. 한의사는 목뒤, 경추계통이 뭉치면(?) 그럴 수 있다는 진단을 하고, 기계를 통한 마사지와 약침, 부항, 열손가락 사혈 치료를 받았습니다. 치료를 마치니 몸 상태가 최근보다 확실히 좋아짐을 느껴 기분이 좋았습니다.

커피를 한 잔 마셨습니다. 그런데 커피는 제 몸에 독이었습니다(커피 속에 들어있는 카페스테롤은 몸속에서 콜레스테롤로 바뀐다고 합니다). 다시 몸 상태가 급격이 안 좋아졌습니다.

오후 휴가를 내고 회사 대표님이 소개한 병원에 갔습니다. 신경과 전문의는 MRI에는 특별한 이상이 없으나 일과성 뇌허혈 장애(미니 뇌졸중)가 있으니 일주일간 입원을 하라고 했습니다. 다행히 지금은 막혔던 혈관이 뚫렸지만 언제 다시 막힐지 모르니 무조건 입원해야 한다고 했습니다. 저는 그냥 퇴원해버렸는데 정말이지 그날은 '다음날 못 일어날까' 겁이 난 채로 좋지 않은 몸을 이끌고 겨우겨우 잠을 잤습니다.

의사는 콜레스테롤 수치가 높다고 고지혈증 치료제 위주의 약을 처방해 주었습니다. 그와 함께 우○사 등 간장약을 몇 주 먹었고, 혈액을 묽게 유지해준다는 아스피린 프로텍트를 매일(약 3달) 먹었습니다.

또한 저는 당뇨와 콜레스테롤에 대하여 공부를 했고 스스로 생현미식을 결정했습니다. 물에 불린 생현미와 생야채 위주의 식사를 했습니다. 그리고 약 100일간 알콜을 끊었습니다. 음식조절의 결과 혈당과 콜레스테롤은 급격히 떨어져 바로 정상이 되었습니다. 그런데 이번에는 다른 증상이 나타났습니다.

3. 2차 위기

귀가 민감해져 아이들의 소리가 너무 크게 들리기 시작했습니다. 전철역의 공조기, 버스엔진 소리가 쿵쾅쿵쾅 들리기 시작했고, 맥박 소리가 들리기 시작했습니다. 감각신경성 난청과 이명이 시작된 것입니다.

이비인후과에 가서 이명 치료약을 처방받으니 하나는 스테로이드이고, 다른 두 개는 신경안정제였습니다. 스테로이드를 먹으니 낮춰졌던 식전혈당 수치가 140~150으로 올라갔습니다. 스테로이드를 먹을 때 혈당 수치가 올라가는 것은 당연한 현상이라고 합니다.

병원에서는 이명은 초기에 치료가 되지 않으면 치료가 거의 불가능하다고 했습니다. 몸이 허약해져 신장 기능 약화 등의 원인으로 이명이 발생했을 수도 있다는 진단을 받았습니다. 저는 식이조절을 중단해야 했습니다. 그러면서 다시 고지방, 고단백, 알코올과 가까워졌습니다.

이명이 장기화되면서 심한 스트레스를 받기도 했습니다. 이명에 대하여 생각을 하면 할수록 두뇌의 시냅스가 이명 회로를 만들기 때문에 이명이 심해진다고 합니다. 양방, 한방 치료에도 불구하고 이명은 심해져갔습니다.

이명에 대하여 공부하면서, 아스피린의 부작용을 알게 되었습니다. 한 연구에서는 아스피린(Salicylate)이 귓속 달팽이관의 아우터 헤어셀(외 유모세포)의 프레스틴(Prestin)이라는 운동단백질에 영향을 미친다고 합니다. 프레스틴 단백질의 음이온 결합부위에서 염소이온의 결합을 방해하여 아우터 헤어셀의 전기운동성을 줄이고 소리의 전달도 저하시킬 수 있다는 것입니다. 일부 한의사들도 아스피린의 부작용을 인정하고 있습니다. 이 사실을 알게 된 이후 아스피린의 복용을 중단하였습니다. 이명이 좀 나아지는 듯했으나 참기 어려웠고, 이명 스트레스로 두통이 왔습니다.

4. 맨발치유

2018년 7월 말 우연한 계기로 직장 카톡방에서 맨발걷기숲길힐링스쿨 2주년 행사 안내를 보게 되었습니다. 그리고 유튜브를 통해 맨발걷기의 효능을 더 확인하였습니다. 그날이었는지 그 다음날이었는지 저는 학교 운동장에 가서 약 4km를 맨발로 걸었습니다. 그리고 운동화를 신고 올랐던 우면산을 맨발로 걷기 시작하였습니다.

카페를 보고 대모산을 찾아 회장님을 만나보았습니다. 맨발걷기 한 달이 지나기 전에 두통이 사라졌습니다. 머리가 무거웠는데. 희한하게도 가벼워졌습니다. 또한 거의 매일 우면산을 맨발로 걸어 올라가면서 이명이 서서히 사라지는 것을 경험하였습니다. 과거 증세가 심했을 때 이명의 강도가 10이었다면. 지금은 1~2정도로 낮아져 생활에 지장이 없습니다. 잠자리에 들기 직전과 새벽에 기상했을 때는 이명 증세가 좀 남아있습니다.

혈액순환이 잘 되어 다리에 경련이 나는 현상도 거의 없어졌습니다.

추운 겨울이 오면서 맨발걷기를 줄이면 호전되던 이명이 나빠질까 걱정하였으나 다행히 잘 넘겨왔습니다. 여러 회원님의 맨발소식에 자극을 받으면서 눈 위에서도 걸어보았고. 학교운동장 등 공터에서 꾸준히 맨발걷기를 하였습니다. 다시 새벽 우면산 맨발걷기를 시작하게 되어 행복합니다.

저는 맨발걷기가 혈액순환을 개선하고. 몸속 활성산소를 제거하는 엄청난 건강비결이라는 것을 확신하고 있습니다. 맨발걷기 최고입니다. 맨발걷기 강추입니다.

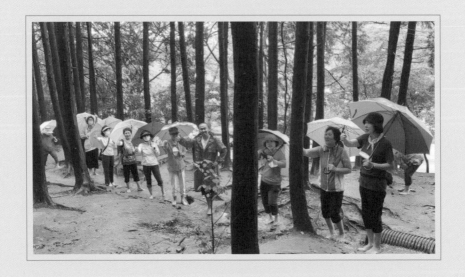

우리 자신의 본성이 삼라만상과 유사하여
그 한 조각임을 깨달아야 한다.
그럴 때 우리는 자연과 진정한 관계를 맺을 수 있다.

헤르만 헤세

3장

눈, 코, 귀, 입
질환도 맨발로
모두 오케이

골프 비거리가 늘고
비염도 낫고 젊음도 되찾다

2019년 8월 21일 76세 김○훈

맨발걷기의 효력은 그 어떤 보약과도 비교할 수 없는, 건강을 되돌려주는 젊음의 묘약이라 표현하고 싶습니다.

내 나이 올해 76세입니다. 아무리 100세 시대라고 하나 팔순을 눈앞에 둔 내가 이렇게 산에 오르고 골프를 즐길 수 있다는 것은 그야말로 하늘의 축복이고 은혜입니다. 저는 체격과 골격이 장대합니다. 그래서 건강관리가 더 중요합니다. 만약 쓰러지기라도 한다면 이 체격으로 인해 더 큰 충격이 올 테니까 말이죠.

젊을 때도 건강관리가 중요하지만 나이 먹으면 건강이 더욱 더 중요하다는 걸 주변을 통해, 친구들을 통해서 알 수 있지요. 저는 현재 맨발걷기 4개월 차입니다. 두 달만 걸으면 된다고 해서 걸었는데 이제는 맨발걷기의 마니아가 됐습니다.

많이 걸었어요. 매일 걸었죠. 아내와 함께요. 특히 저는 골프를 아주 좋아하는데요. 무슨 운동이든 잘해야 시너지가 나잖아요. 역시 골프도 잘 쳐야 기분도 좋고 신이나요.

골프를 치다가 생각해보니 카트 타고 이동하니까 걸을 시간이 없더라고요. 그래서 한번 맨발로 쳐볼까 하고 신발을 벗었어요. 모든 시선은 나한테 쏠렸지요. 그리고 과감하게 맨발 상태로 골프를 쳤더니 스윙하는 데 확연하게 비거리가 늘었습니다.

물론 퍼팅도 좋았습니다. 신났지요. 왜 그런지 곰곰이 생각해보니. 몸에 힘을 빼서 그런 거였어요. 자연스럽게 몸에 힘이 빠진 거예요. 의식하지 않았는데요. 맨발로 걸으면서 마음속 욕심은 스르르 땅속으로 스며들어갔고. 몸 전체 근육이 자연스럽게 릴랙스되면서 좌우 균형이 잡히는 거더라고요. 참으로 좋았습니다.

맨발로 걸으면서 그 해방감. 자유로움. 맨땅의 촉감을 느꼈습니다. 그리고 숲속의 바람을 맞으면서 4개월 동안 숲길을 맨발로 걸었습니다. 그러자 몸의 긴장과 스트레스가 해소됐습니다. 맨발로 걷자 신체 생체리듬이 최적의 상태로 적응한 거예요. 우선 마음이 평안하고 근육이 이완된 상태가 되었습니다. 그런 상태에서 골프를 치니 기록도 잘 나오고 기분도 좋아졌죠. 어떤가요. 자랑할 만하지요?

그리고 맨발로 걸으면서 알게 된 두 번째 사항은 바로 비염 증상이 다 나았다는 겁니다. 비염증상이 심하면 정말 고통스러워요. 특히 봄에 날리는 꽃가루는 비염 환자에겐 쥐약입니다. 이렇게 큰 어른이 훌쩍훌쩍 재치기를 해대면 얼마나 민폐겠어요. 약간의 온도 차이에도 콧물이 나는 비염 체질 때문에 훌쩍거렸는데. 언젠가부터 그 증상이 다 없어졌어요. 신기하더라고요. 아내를 따라 걸었더니 비염 증상도 말끔해져 아주 깔끔한 사람이 됐어요.

저는 올 겨울도 겁나지 않아요. 자신 있습니다. 왜냐하면 4개월 동안 맨발 걷기를 한 것처럼 앞으로도 계속 아내랑 같이 맨발로 걸을 테니까요. 그래서 이제 그까짓 감기도 비염도 문제없어요.

오늘 맨발걷기에 참여하신 분들 보니까. 한 분 한 분 모두 연령을 가늠할 수 없을 정도로 에너지가 넘치고 활력 있는 모습이었습니다. 아주 보기 좋습니다. 저도 그런 모습을 유지하면서 건강한 노후를 보내겠습니다. 더 많은 친구에게 맨발로 걸으면 골프 실력이 좋아진다고 얘기해야겠어요. 그리고 실제로 친구들과 같이 맨발로 걸어보자고 할 거예요.

이렇게 좋은데 나 혼자만 하면 안 되잖아요. 오늘 만나서 반갑고 이런 기회도 주셔서 감사합니다. 다음에 또 이곳에서 만나요.

백내장도 깔끔히 나은 맨발걷기, 이제는 손녀와 함께!

2022년 12월 1일 64세 정○희

안녕하세요! 세종·서울을 오가며 생활하는 64세 여성 정○희입니다. 2022년 5월 28일 친구 네 명이 1박 2일 여행을 갔는데, 4년째 맨발걷기를 하는 친구(대구 김○숙) 한 명이 "맨발로 땅을 걸으면 제일 먼저 눈이 좋아진다"며 권유를 했습니다. 그래서 그날 신발을 벗고 마사토 땅을 걸었는데 발바닥은 조금 아프지만 느낌은 넘 좋았습니다.
여행을 가면 잠을 설치는데 그날 밤 숙면을 하고 돌아왔습니다. 그리고 일주일 동안 매일 한두 시간씩 땅을 밟았습니다. 그러고 나니 안개 낀 것처럼 뿌옇게 보이고 흐려보이던 사물이 밝게 보이기 시작했습니다. 당시 제가 백내장을 앓고 있어서 수술까지 예정하고 있었는데, 어쩌면 백내장도 자연치유 할 수 있겠다는 희망이 생겼습니다.

이에 대모산 한솔공원 '맨발걷기숲길힐링스쿨'에 남편과 함께 참석하여 박동창 회장님의 접지이론 강의를 직접 들었습니다. 그리고 함께 걸으면서 자연치유할 수 있겠다는 믿음과 자신감이 생겼습니다.

부회장님께 "수술을 좀 미루어보면 어떨까요?"라고 여쭤보니 "내 동생이라면 수술하지 말라고 하겠다"라는 말씀을 해주셨습니다. 부회장님의 말씀에 용기가 생겨 수술을 미루리라 생각하고 8월 1일 진료날짜에 내원했습니다. 그랬더니 의사 선생님 말씀이 6개월 전보다 더 진행되지도 않았고 상태가 좋으니 수술 안 해도 되겠다며 1년 후에 다시 오라고 하셨습니다. 저는 오랜 기간 안구건조증으로 인공눈물 처방받아 투여해왔는데 안구건조증도 괜찮다 하시며 처방을 안 해주셨습니다. 저는 깜짝 놀라 "감사합니다"라며 고개가 절로 숙여졌습니다.

그 이후로 당신도 좋고 나도 좋고 지금도 좋고 나중에도 좋은 일을 하라 하시는 부처님 진리를 실천하고자 부회장님께 맨발걷기 홍보전단지 200부를 받아 산길에도 걸어놓고 여기저기 뿌렸습니다. 결국 두 달 만에 다 전달하고 바로 200부 더 받아 배포하고 있습니다.

제 손녀도 부끄럼이 많은 아이였는데 맨발로 걷고 난 후 밝고 적극적인 아이로 성격이 바뀌었습니다. 학교 운동장에서는 손녀가 언니. 오빠. 동생. 친구들 신발 벗겨 함께 논다고 합니다. 아이 부모와 사돈께도 홍보전단지를 전달하면서 열성이지요. 맨발로 걷는 많은 분들께 재롱둥이로 사랑과 귀여움을 많이 받고 있어 감사합니다.

6개월 동안 학교 운동장에서 일주일에 3~4일 1~2시간 맨발로 놀던 손녀는, 늘 달고 살던 감기약에서 해방되었습니다. 코 막힘. 콧물. 누런 코. 기침에 미열까지 달고 살던 아이여서. 감기라도 한 번 걸리면 병원에서 처방받

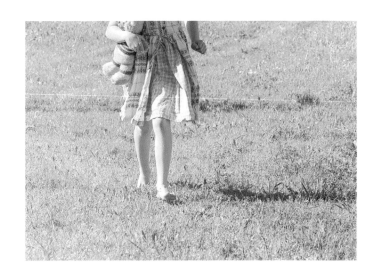

은 감기약과 항생제를 늘 먹고 일주일에서 열흘 가야 나았곤 했었지요. 그런데 그런 아이가 맨발 이후 감기도 가볍게 오고 병원에도 안 가게 되었습니다. 아플 때면 맨발로 치료하며 지금까진 무탈합니다.

여름에도 아이스크림을 먹으면 감기에 걸려 좋아하는 아이스크림도 못 먹였습니다. 그런데 2주 전 유치를 뽑고 빠른 지혈을 위해 아이스크림을 먹였는데. 한 통 다 먹고도 멀쩡했습니다. 맨발의 위대함을 손녀를 통해서도 증언해봅니다.

지난 2022년 7월 21일 맨발로 걷고 두 달여 만에 건강검진을 하고 결과지를 받아보니 모든 기능이 조금씩 다 좋아짐을 확인하였습니다. 위내시경에서는 역류성식도염이 완치가 되었습니다. 156까지 오른 혈압은 독감 예방접종을 하고 체크해보니 119/72로 완전 정상 수치가 되었습니다.

저는 추위를 많이 느껴 수족냉증도 심했습니다. 손발이 차가워 가을부터는 실내에서도 기모양말을 신고, 악수할 때면 민망해서 미리 "저 손 차갑습니다"라고 할 정도였죠. 그런데 이젠 양말 신으면 답답하고 손이 따뜻해져 맨발 친구들에게 만져보라고 자랑합니다.

땅속 생명의 자유전자를 온 몸과 마음으로 받아들이고 나니 제 몸이 절로 건강해졌습니다. 또 삶의 질이 달라지니 누구를 만나더라도 기승전결이 맨발걷기에 맨발 자랑이 절로절로 나옵니다.

홍보전단지를 전달하다보니 긍정적인 사람들은 할 수 있는 방법을 찾고, 부정적인 사람들은 안 할 이유를 찾는다는 걸 느끼게 됩니다. 언젠가 때가 되면 그들도 맨발로 걸으리라 확신합니다. 그런 점에서 더 많이 배우고 느끼며 마음공부를 제대로 하고 있습니다.

내년 봄 한층 더 점프할 제 건강을 생각하니 겨울 한파도 즐거움으로 받아들일 수 있어 여유로움에 행복합니다. 박동창 회장님, 이소명 부회장님 그리고 임원진 여러분 알게 모르게 애쓰시는 모든 맨발사랑꾼님들 덕분입니다. 머리 숙여 감사함과 고마움을 전합니다.

난청, 이명, 불면, 탈모까지
맨발로 나아지는 기적이

2022년 7월 78세 ○여사

저희 동네 분들 중 78세 여성 한 분은 30여 년 이상 오른쪽 귀가 안 들리셨습니다. 그런데 맨발걷기를 시작한 지 한 달 반 만에 귀가 들리시기 시작했습니다. 귀에 막힌 부분이 미세하게 뚫렸는지? 조금씩 들린다고 하시더라고요. 또 그 분은 수면제 없이는 잠에 들지 않아 늘 불면증에 시달리셨는데. 맨발걷기 이후부터 숙면하게 되셨다고 합니다. 2개월 만에 일어난 놀라운 기적입니다.

78세의 정도의 연령대이면 대부분 치유되는 과정이 빠르지 않을 수도 있는데 이 어르신은 젊은이들처럼 빠르게 회복을 경험하고 계십니다. 머리를 감으실 때도 머리털이 한 움큼씩 빠지시던 게 거의 소량으로 빠지시는 등 완벽하진 않지만 괜찮아지고 계십니다.

'난청. 불면. 탈모'의 고통에서 생생하게 벗어나신 것입니다. 뿐만 아니라 처음 맨발걷기를 시작하실 무렵에는 얼굴빛도 화사하지 않으셨는데 많이 달라지셨습니다. 오늘도 맨발걷기 이후 어르신과 하산 중에 어르신은 "나 오늘 어느 분이 얼굴이 처음 뵐 때보다 훨씬 좋아졌다고 말해주더라"고 말하시며 소녀처럼 즐거워하시는 모습을 보이셨습니다. 이 모습을 영상으로 담아 보여드리지 못함이 너무 아쉽습니다.

맨발로 걸으시면 실제 난청도 해소되시고. 불면증은 물론. 탈모 현상까지 방지할 수 있음을 증언합니다. 이런 귀중한 사례를 더 강조해드리는 이유는 70대 후반 정도의 연령대에 진입하게 되시면 지레 자포자기로 이 나이에 무엇을 한들 좋아질 수가 없다고 생각하시기 때문입니다. 그 나이에 좋아지길 바라는 게 욕심이지 더 아프지만 않으면 바랄 나위가 없겠다는 말씀들이 이구동성입니다.

그런 말씀들에 비교해 흙과의 접지는 일반 근육 키우는 운동개념이 아닌 죽어가는 세포에 활기를 불어넣어 새사람으로 재창조되는 개념입니다.

특히 연령대가 높으면 건강관리를 더 소홀히 하는 경우가 많습니다. 그 이유는 신발 신고 운동을 하면 힘들어서 많이 걷지도 못하고 또 운동을 하여 발에 땀을 흘리면 무좀. 족저근막염 등등이 발생하기 쉽기 때문입니다. 신발 안에 있는 발은 늘 습기에 젖어있다보니 발 질환으로 물집이 터져 일회용 밴드를 붙이거나 고생하시는 분들이 대다수입니다.

그에 비해 저희 뒷동산 78세 여사님은 맨발걷기 시간 약속에 엄수를 기본으로 하시고 무더위. 모기떼 아랑곳하지 않으시고 참가하십니다. 같이 맨발로 걷는 맨발팀들의 연령이 50대 후반. 60대들인데 그들과 친구처럼 어울려 지내시며 매일 젊어지고 계십니다.

앞으로 적정한 시간이 흐른 후 꼭 유튜브 영상을 찍어 세상 사람들께 맨발의 효능을 알릴 수 있도록 하겠다 약속을 하셨습니다. 혼자만 알고 있기엔 너무나 아깝고 확실한 치유법이라서 어린이부터 노년까지 꼭 실천해야 하기 때문이지요.

여러분 주변에 고령의 부모님이 계시면 강권을 해서라도 맨발걷기를 시키시기 바랍니다. 맛있는 외식이나 값비싼 생활용품보다 더 유익하고 보람 있는 활동이 될 것이니 맨발걷기로 부모님께 효도하시는 자녀들 되시길 바랍니다.

특히 노약자는 일상에서 접지생활을 24시간 할 수 있는 접지제품도 활용하세요. 노후에 요양병원에 갈 확률이 현격히 줄어드는. 아니 가실 일이 거의 없으실 겁니다. 맨발걷기와 접지를 지금 여름부터 생활화하도록 하시기 바랍니다. 그래야 겨울철에도 거뜬히 맨발로 걸을 수 있습니다. 노후를 존엄하게 보내시도록 알려주시길 바랍니다.

알레르기성 비염,
무지외반증이 치유되다

2021년 12월 1일 최○숙

100일만 맨발로 걸어보라던 선배님의 말 한마디에 맨발걷기를 시작하여 벌써 3번째의 겨울을 맞이합니다. 맨발로 걸을 때의 아픔과 발 시림도 이겨내어 며칠 전 맨발로 걸은 지 1,000일을 맞이하였습니다.

지난 2020년은 코로나로 인해 직장생활 중에 하고 싶었던 문화생활, 취미생활(트롯댄스, 다도, 칵테일 등)을 접어야 했습니다. 하지만 다행히도 파크골프와 맨발걷기는 야외활동이라 계속해왔습니다.

저희 막내 동생은 2013년 교통사고 후 아프다고 골골거리는 누나 걱정을 많이 하였는데 요즘 저를 보고는 놀라워합니다. 이것은 바로 다름 아닌 맨발걷기의 힘이라 생각됩니다.

10년 전의 일입니다. 아침에 일어나니 온 몸이 나무토막같이 굳어 겨우 몸을 일으켜 출근을 했습니다. 출근 후 너무 힘들어 업무 중에 병원을 갔는데 검사를 받아도 딱히 아픈 곳이 나타나지 않았습니다. 한방병원을 찾았더니 피가 탁하다며 침도 맞고 피가 맑아진다는 레이저 치료도 했었습니다. 그 후부터는 다시금 지인들로부터 건강해보이고 활기차 보인다는 얘기를 듣기는 했습니다.

맨발걷기를 시작한 후 저에게는 안구건조증. 비문증이 소리도 없이 사라졌습니다. 2013년 오른발 무지외반증 수술 후. 5년 뒤에는 왼발도 수술하여야 된다는 말을 의사 샘으로부터 들었었죠. 2018년 8월 21일 수술 날짜까지 잡아놓고 맨발걷기를 시작했는데 그 결과 여태까지 수술을 하지 않았고 수술이 필요 없게 되었습니다.

저는 대장도 기형이라 대변을 잘 볼 수가 없었습니다. 섬유질. 물 등을 많이 마시라 했으나 맨발걷기 시작 후에는 배변이 잘되어 몸속에 가스 차는 일도 없어지고 피부도 많이 좋아졌습니다.

몸이 피곤하면 항상 목감기 때문에 봄이 될 때까지 목소리가 나오지 않았는데 맨발걷기를 한 후부터는 약 한 번 먹지 않고 병원을 가지 않아도 자연 치유가 되었습니다.

직장생활 시 겨울이 시작되면 알레르기성 비염이 있어 화장지를 들고 살았습니다. 사무실 먼지 영향도 있겠지요. 그런데 맨발걷기 시작 3개월 만에 진드기 등의 알레르기가 사라졌습니다. 신기하지 않나요?

그리고 맨발로 흙길을 걷다보면 간혹 발바닥에 상처들이 나곤 하는데. 그 상처 부위로 바이러스가 침투하여 발등이 붓고 염증이 생기곤 했습니다. 한때는 아파서 신발을 못 신어 샌들을 신고 여행을 다녔습니다. 그래도 맨발걷기를 믿고 맨발로 걸었더니 자연치유가 되었습니다.

요즘 저의 생활은 더욱 더 바쁩니다. 텃밭농사. 학교. 남편 병 수발 등 이 모두를 잘 해내고 있습니다. 지인들이 나보고 무쇠라고 합니다. 제가 생각해보아도 신기합니다. 이게 전부 맨발걷기의 결과인 듯합니다.

맨발걷기 후 좋아진 증세들은 다음과 같습니다.

1. 체력이 엄청나게 좋아지고 활력이 넘치고 에너자이저처럼 피곤하지가 않아요. 이거는 진짜 어떻게 설명을 할 수가 없어요!
2. 정신이 맑아지고. 우울감이 없어졌습니다.
3. 비염 증상이 개선되고 알레르기성(진드기) 비염이 싸~악 사라졌습니다.
4. 수면의 질이 좋아졌습니다. 잠이 많았고 많이 자도 일어나면 찌뿌둥했었는데. 이제는 깊은 꿀잠을 자며 정해진 시간에 일어나고 개운하게 되었습니다.
5. 무지외반증이 다 교정되었습니다(오른발은 수술. 왼발은 맨발로 걸으면서 들어감).
6. 안구건조증. 비문증이 사라졌습니다.
7. 역류성 식도염이 개선되었습니다.
8. 발톱 무좀이 사라졌습니다.
9. 감기 기운이 있어도 자연치유가 되었습니다(면역력이 강화됨).
10. 신발신고 걸을 때보다 맨발걷기는 최소 2배 이상의 운동효과가 있습니다.

11. 무슨 일이든 집중이 잘됩니다.

12. 체지방과 내장비만이 사라졌습니다.

맨발걷기를 처음 하시는 분들을 위하여 저의 지난 1,000일간의 후기를 올려드렸습니다.

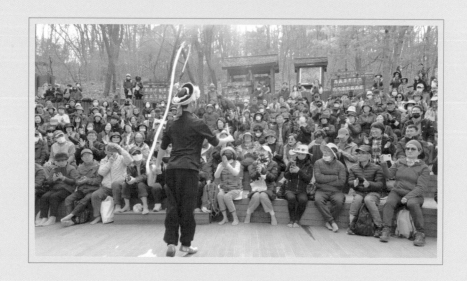

내가 진정 아끼는 만병통치약은
순수한 숲속의 아침공기를 들이마시는 것이다.
아, 아침공기!
앞으로는 이 공기를 병에 담아 가게에서 팔아야 할지도 모른다.
아침의 행복을 잃어버린 세상의 모든 사람을 위해서 말이다.

핸리 데이비드 소로

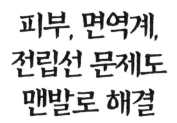

4장

피부, 면역계,
전립선 문제도
맨발로 해결

전립선염, 족저근막염,
역류성식도염 등 모두 나아지다

2023년 1월 8일 60세 류○석

안녕하세요!~ 저 류○석(60세)의 치유일기 보내드립니다. 60이 되기 전까지는 헬스장에서 틈틈이 운동도 하며 건강관리를 했습니다. 나름 건강하다고 자부하고 지냈으나 점점 나이가 들면서 찾아오는 불면증에 시달려야 했습니다. 거기에 족저근막염, 역류성식도염, 전립선염 등의 사소한 병으로 이곳저곳을 드나드는 신세가 되었습니다.

결국 2021년 7월 디스크 시술로 그나마 하던 운동도 쉬게 되면서, 갈수록 배는 나오고 체중은 불고, 고지혈증이라는 만성병을 하나 더 달게 되었습니다. 이대로는 안 되겠다 싶어 밖으로 나가, 뛰고 걷기를 반복했습니다.

우연히 찾아보게 된 박동창 회장님의 맨발걷기 유튜브 영상과 『맨발로 걸어라』 책을 읽고 난 후 가족에게 선물도 하면서 '나의 맨발걷기 사랑'은 계속되고 있습니다.

걷는 순간의 야릇한 느낌, 아프면서도 시원하고 무엇인가 있다는 느낌이 좋습니다. 양쪽 발뒤꿈치에 물집이 잡히면서도. 조그만 돌들이. 나뭇가지들이 내 발바닥을 어루만지며 나를 치유하고 있다는 것을 알기에. 맨발로 호수공원을 나가는 나의 맨발걷기는 멈출 수 없었습니다.

몇 년을 고생했던 불면증은 맨발걷기로 해방되어 숙면을 취하게 되면서 '나의 흙과의 접지예찬론'을 주위 가족. 친지. 회사 동료들에게 끊임없이 전파하게 되었습니다.

'걸어다니는 종합병원'이던 (지금은 나보다 더 열심인) 아내도 맨발로 걷게 하였습니다. 흙길에서 운동하는 분들을 보면 신발을 벗기려했습니다. 그래서 저는 '호수공원의 맨발전도사'라고 불리기도 했죠. 아내는 그 사모 역할을 하기가 힘들다고 투덜대기도 하였습니다.

어느 틈엔가 나도 모르게 족저근막염은 치유되었습니다. 특히 눈터짐으로 고생하던 저였는데 눈 혈관이 재생되고 있다는 의사 선생님의 말씀을 들었을 때. 한의원과 통증클리닉에서도 치료가 안 되던 등근육통증이 완벽하게 사라짐을 알게 된 때에는 깜짝 놀랐습니다.

가끔 주위에서 맨발걷기를 알게 해주어 너무 고맙다고 정중하게 인사를 건네는 분들을 만납니다. 마음이 흐뭇하지만 신발 벗고 걷는 이 즐거움을 외면하는 분들을 뵈면 안타깝기 짝이 없습니다. 조금 더 겸손한 마음으로 더 많은 이들이 '맨발걷기의 위력'을 알게 하고픈 마음이 간절합니다.

참고로 저의 맨발걷기 전인 2021년 3월과 맨발걷기 후인 22년 12월 23의 건강검진 결과 차이는 다음과 같습니다.

1. 총콜레스테롤 229→124. 중성지방 163→109. HDL 38→46. LDL 158→56.8로 고지혈증은 약을 안 먹어도 될 정도로 정상화되었습니다.

2. ALT 40→22로 간 기능도 정상화되었습니다.

3. 전립선염도 정상화되었습니다.

4. 역류성식도염 증상도 없어졌습니다.

그동안은 인체 문제가 나타나면 병원. 또는 약국에서 몸에 좋다는 것을 찾아다녔지만 이제는 치유방법을 알았습니다. 그리고 예방법도 알았습니다. 앞으로 맨발걷기국민운동본부 회원 여러분처럼 건강하게 노후를 보내는 비결도 알았습니다. 이제는 접지·지압의 비법을 전도하여 저의 주변에 전해주는 숙제를 더 열심히 해야겠다는 책임감을 느낍니다. 감사합니다.

고엽제 후유증 피부질환이
바닷가 맨발로 나아지다

2022년 8월 25일 정○신

저는 지난 2022년 8월 22일 하나개 해수욕장에서 치유증언을 말씀드렸던 정○신(79세)으로 경기도 광주 퇴촌에 살고 있습니다. 저는 월남전 참전 상이용사입니다. 고엽제 피해 환자여서 악성피부염으로 평생 고생을 하며 살아왔습니다. 심장 스텐트를 3개나 시술했고 만성 척추협착증으로 수술 직전까지 갈 정도로 몸은 만신창이였습니다.

그렇게 몸 상태가 점점 악화되어가던 중 맨발걷기를 하게 되었습니다. 여의도 장로 걷기대회 동우회를 통하여 맨발걷기를 알게 되었는데. 걸을 때 신발. 양말을 모두 벗고 맨발로 걷게 되면 얻을 수 있는 건강의 효능이 탁월하다는 소식을 들었습니다.

그렇게 딱 하루 맨발로 걸었는데 발등에 좁쌀 같은 피부트러블 명현현상이 나타났습니다. 부작용이 없다는 얘기를 듣고 맨발걷기를 했는데 의외로 피부발진이 오다니…… 하지만 저는 포기하지 않고 6개월 정도 정말 열심

2부 / 4장 피부, 면역계, 전립선 문제도 맨발로 해결 ★ 265

히 최선을 다해 맨발걷기를 믿고 걸었습니다.

아플 때마다 오히려 맨발걷기에 더 관심을 갖고 더 열심히 실천했습니다. 그러던 중 산길이나 흙길도 좋지만 바닷가 슈퍼어싱이 더 좋다는 소식을 듣고 바닷가 맨발걷기에 도전했습니다. 한 주에 3~4회 꾸준하게 경기도 퇴촌에서 인천 을왕리해수욕장이나 하나개해수욕장까지 가서 바닷가 모래밭 갯벌을 걸었습니다.

인류의 시초에도 맨발로 거닐며 살았기에 이 방법은 조물주의 뜻일 것이다. 이 길이 낫는 길일 것이다. 맨발걷기의 길에 분명히 치유가 있다는 확신을 가졌습니다. 병원 내사보다도 맨발걷기를 더 중요하게 생각했습니다. 마치 부모형제를 만나러가는 것처럼 선하고 훌륭한 의료진을 만나러가는 것처럼 믿음을 갖고 꾸준히 걷고 또 걸었습니다.

아예 일주일에 3일은 바다에서 발을 담그며 살았습니다. 그러다 보니 악성 피부염은 나날이 깨끗하게 나아가고 있었습니다. 그 지긋지긋한 피부병뿐만 아니라 그토록 힘겨웠던 척추협착증도 하루가 다르게 좋아지고 있었습니다. 특히 바닷가 슈퍼어싱은 정말이지 생명을 살리는 위대한 힘의 원천이었습니다. 자신 또한 그렇게 굳게 믿고 임하니 정신적으로도 기쁨과 희망이 샘솟았습니다.

저는 국가유공자이기에 보훈병원에서 무료로 치료를 받을 수 있어 수시로 병원에 다녔습니다. 경기도 용인 쪽에 있는 나병환자 전문병원에서 피부약을 처방받아 지금까지 복용하고 있습니다. 저의 연령은 80대를 몇 개월 남기지 않았지만, 맨발로 걷자 신발을 신고 걸을 때와는 완전히 다른 신세계를 살게 되었습니다. 맨발로 걸으니 피부도 좋아지고 젊은 시절처럼 새 힘이 솟구칩니다. 왕성해지는 체력에 매사에 자신이 생깁니다.

맨발걷기국민운동본부 측에서 맨발걷기를 홍보하시는 일은 너무나 숭고한 일입니다. 감사하고 고맙습니다. 저 또한 매일매일 열심히 맨발로 걸으며 세상에 희소식을 전하고 싶습니다. 전 세계 모든 분들이 흙과의 접지를 생활화 하시도록 적극적으로 권장합시다.

마지막으로 바닷가 슈퍼어싱을 할 때 바닷물이 좋은 이유를 열거해보겠습니다. 소금물의 역할 중에는 삼투압 작용이 있습니다. 때문에 배추를 절일 때 바닷물이나 소금을 이용해서 수분을 저하시킵니다.

이로 보아 바닷가 슈퍼어싱 효과를 가늠해볼 수 있습니다. 삼투압 작용으로 땀구멍 속에 노폐물을 배출하게 되어 혈액순환을 도와주는 것이지요. 그렇기에 바닷가 슈퍼어싱은 치유에 큰 효과가 있는 것으로 추측됩니다. 세계적으로 가장 짠 바닷물은 호주 바다가 5도입니다. 우리나라 동해안은 3도. 서해안은 여름 기준 2도 정도라고 합니다. 서해안은 한강 등에서 민물이 희석되어 염도가 약하게 나타나기 때문이라고 합니다. 바닷물이 짤수록 삼투압 효과도 강해지겠지요. 이러한 점을 참조하여 바닷가 슈퍼어싱을 시도해보시기 바랍니다.

발바닥에서 티눈이 사라지게 한
맨발걷기의 힘

2022년 6월 22일 창원지역 문○국

2022년 4월 지인을 통하여 맨발걷기에 대해 알게 되었습니다. 그 후 인터넷에서 맨발걷기 단톡방에 가입하고. 박동창 회장님 저서 『맨발로 걸어라』 등을 구입하여 읽기도 했습니다. 또한 책에서 각종 접지제품의 효능을 보고 제가 사용하고자 접지제품 1세트(베개. 퀸사이즈 침대 매트. 동망패드. 접지확인기 등)를 구입한 후 사용하고 있습니다.

특히 유튜브를 통하여 회장님의 강의를 들으면서 주위에 맨발걷기를 권하고 있습니다. 32GB USB를 10개 이상 구입해 회장님 동영상 강의(54개. 약 20GB 용량)를 복사하고 주위 사람들에게 나눠주고 있습니다.

저는 오늘까지 36일의 맨발걷기를 하고 있는데. 책과 유튜브에서 얘기하신 여러 가지 맨발걷기 효과를 체험하고 있습니다. 2021년에는 1년 365일 하루 2만 보 이상 걷기(맨발걷기를 몰랐기 때문에 일반 걷기)를 하였습니다. 하루 평균 2만 9,000보를 걸었고 하루에 5만 보 이상을 걸었을 때도 있었습니다. 그런데 이때는 발톱이 3개나 빠지고 왼쪽 발에 티눈이 생겨 고생을 했습니다. 그런데 맨발로 걸은 지 약 20일 정도 후 티눈으로 인한 통증이 사라졌습니다.

같은 교회에 다니시는 분들에게도 맨발걷기를 전파하여 같이 맨발걷기를 하고 있는데. 다들 몸 컨디션이 좋아지셨다고 하십니다. 또 피부가 좋아지셨다고 합니다. 잠이 잘 온다고 하시는 분들도 많습니다.

누님께서 코로나로 2번이나 쓰러지셔서 응급실에 실려갔었는데. 일단 치료를 다 받긴 했지만 힘이 너무 없다는 연락을 받고 퀸사이즈 접지 침대 매트를 설치해드렸습니다. 그리고 하프 사이즈 접지매트 위에서 걷게 해드렸는데 하루 만에 힘이 나서 30분씩. 1시간씩 걷게 되었다는 얘기를 들었습니다. 이제 약 10일 정도 지나 컨디션이 많이 좋아지셨다고 합니다.

접지제품을 사용하면서 맨발걷기도 꾸준히 하고 있습니다. 직장에 다니면서 맨발걷기를 하기 때문에 하루 1시간 정도 맨발걷기를 합니다. 몸의 컨디션이 점점 좋아지고 있는 것을 느끼고 있습니다.

진해에 황톳길을 만들어 맨발걷기를 하도록 한 공원이 있는데. 주말이면 그곳에 가서 맨발걷기를 하고 있습니다. 요즘은 주말마다 약 10명 정도씩 맨발걷기를 하는 사람들을 만나고 있습니다. 그들이 맨발걷기에 대해 얼마나 잘 알고 있는지 얘기를 해보지는 않았지만 같이 모여서 정보를 교환하면 좋을 것 같습니다. 제가 출석하고 있는 교회에서는 현재 7명이 맨발걷기를 하고 있습니다.

밤새 4~5번씩 화장실을 가던
전립선비대증의 해결

2022년 11월 9일 인천 연수구 김○중

밤이 되면 무서웠습니다. 한두 번도 아니고 하루에 4~5번씩 화장실에 가야만 했습니다. 정말 그렇게 밤잠 설치며 화장실을 수시로 다니다보니 직장에 출근을 하면 피곤하여 근무하는 데 많은 지장을 초래하였습니다.

이대로는 못 살겠다 싶어서 ○○병원 문을 두들겼습니다. 대학병원에서는 아시다시피 검사하다 지친다고 하잖아요. 한번 가면 이 검사 또 가면 저 검사. 환자가 지쳐서 나중에는 포기하게 되는 거죠. 저도 그래서 포기하고 고민하고 있었습니다.

정말 우연히 커피숍에 커피를 마시러 갔는데 옆 테이블에서 "어제 맨발걷기 하고 잠을 잤는데 꿀잠을 잤다"라 하는 얘기를 들었습니다. 그러면서 "밤이면 소변이 마려워 화장실에 서너 번씩 다녀왔는데 그게 없어졌다"고 했지요^^. 옆 손님들의 이야기가 저를 살리려는지 제 귀에 쏘~옥 들어왔어요.

그래서 속으로 '맨발걷기가 그렇게 좋아?! 그렇다면 오늘 당장 나도 퇴근

해서 시작해봐야겠다' 다짐을 했습니다. 퇴근해서 집 바로 뒷동산에 맨발로 올라가 걸어보았는데 처음에는 간지럽기도 하고 따끔따끔 무언가에 찔리는 기분이 들었지만 나쁘지는 않았습니다.

다음날부터는 와이프도 데리고 가서 함께 맨발걷기를 시작하였습니다. 2주 정도 매일 1시간씩 하고 나니까 잠도 잘 오고 전립선비대증이 없어지는 거 있잖아요. 믿기지 않을 정도로 빠르게 회복되어갔습니다. 그러던 중에 맨발 걷기는 추가적인 팁까지 주었습니다. 오십견이 있어서 팔도 맘대로 못 돌렸는데 늘 고민이었던 오십견까지 말끔히 해결되었습니다.

그러자 이 맨발걷기를 저만 할 게 아니라 많은 사람들에게 알려야 한다는 생각이 들었습니다. 100세 시대에 모두가 건강한 삶을 살아갈 수 있도록 해야 되겠다는 마음으로요. 맨발걷기의 장점은 다음과 같습니다.

1. 손저림. 수족냉증에 도움이 된다.
2. 하지정맥류를 예방하고 개선한다.
3. 혈관을 건강하게 한다.
4. 다이어트에 효과적이다.
5. 관절통증이 개선된다.
6. 골다공증을 예방한다.
7. 우울증을 개선한다.
8. 치매를 예방한다.

이러한 장점 목록과 함께 "이래도 망설이시겠습니까?"라는 문구가 쓰여진 플래카드를 만들어 걷는 이들이 많이 모이는 곳에 붙여놓았습니다. 이를 통해 진짜 제대로 된 건강을 얻고자 하는 회원들을 모집하였습니다. 그리고 단톡방을 만들어 맨발걷기에 관련된 정보를 교환하고 치유사례들까지 공유하였습니다. 회원들은 시간이 될 때마다 모여 맨발걷기를 같이 하고 운동 후에는 사진을 찍어서 단톡방에 올리기도 했죠. 회원간 공유가 활발해졌습니다.

또한 인천 연수구 구청장님께는 박동창 회장님의 『맨발로 걸어라』 책을 선물로 드렸습니다. 인천 연수구에 맨발걷기 둘레길을 만들자고 제가 건의하자 담당부서장에게 서둘러 이야기가 되어서 추진키로 하였습니다. 이제 머지않아 박동창 회장님을 모시고 저희 인천 연수구 강당에서 맨발걷기 강의를 들을 수 있게 될 것입니다.
또한 구청 측에 요청하는 것만이 아니라 맨발걷기 회원들이 주체가 되어서 인천 연수구 전 구민의 맨발화가 이뤄지도록 대대적인 홍보를 해나가도록 하겠습니다.

류마티스, 조조강직,
다발성혈관염, 뇌종양이 나아지다

2021년 8월 28일 서울에서 이스○라

안녕하세요. 저는 어느 날 우연히 유튜브에서 맨발걷기를 전파하시는 박동창 선생님의 영상을 접하게 되며 맨발걷기를 알게 되었습니다. 중간부터 영상을 보다가 제대로 공부해보자는 생각이 들어, 1강부터 다시 보기도 했죠. 열심히 듣다가 '모든 병의 치료는 바로 맨발걷기 아닌가?' 하는 확신을 갖게 되었습니다. 이후 나름대로 네이버에 들어가서 맨발걷기에 대한 뉴스를 모조리 찾아보기도 하였습니다.

7년 전 저는 뇌하수체 뇌종양 수술을 받았고 이후 면역력이 떨어져 전신에 자가면역질환인 류마티스가 찾아왔습니다. 새벽에 자다 일어나면 온 몸이 굳어있을 뿐 아니라 손가락 마디마디에 조조강직 현상이 일어나 무서울 때가 정말 많았습니다.

류마티스 염증은 왼쪽 눈에 침입하여 실명 위기로 번지기도 했습니다. 그 때문에 신촌 세브란스에 몇 번 실려 가기도 했었지요. 류마티스 덕분에 스테로이드를 하루에 12알씩 먹다보니 당뇨도 자연스레 오더군요.

작년 9월엔 갑작스러운 고열과 기침으로 병원에 입원했는데요. 왜 열이 나는지. 왜 기침을 하는지 원인을 모르니 2주 동안 입원하면서 무수히 많은 기계 속을 들락날락하였습니다. 최종적으로 다발성혈관염이라는 병명을 붙여주더군요.

저는 현재 스테로이드 약을 먹고 있습니다. 예전에 비해서 많은 양은 아니지만 제 목표는 약을 끊고 건강하게 사는 삶입니다. 예전엔 언제까지 약을 먹어야 하나 우울한 적이 있었는데 현재는 우울감은커녕 희망찬 나날을 보내고 있습니다. 바로 맨발걷기를 알았기 때문입니다.

10월부터 맨발걷기 한 후 11월 중순경 신촌세브란스 병원에서 혈액검사를 했습니다. 그 결과는 다음과 같습니다.

> 첫째. 당화혈색소가 9.0이었는데 6.6으로 떨어졌습니다.
>
> 둘째. 수면제를 먹어야 잠을 잘 수 있었는데요. 수면의 질이 좋아졌습니다.
>
> 셋째. 운동화를 신고 둘레길을 두 시간씩 걸을 때면 왼쪽 엄지발가락 쪽과 오른쪽 엄지발가락 쪽에 통증이 와서 걷다가도 멈칫하였는데 신기하게 맨발걷기는 2시간을 해도 아프지 않았습니다.
>
> 넷째. 보는 사람마다 얼굴 톤이 굉장히 밝아졌다며 혹시 피부 톤을 환하게 하는 화장품을 발랐는지 물어보기도 합니다. 저는 피부 톤이 밝아졌다는 이 말이 굉장히 행복합니다.

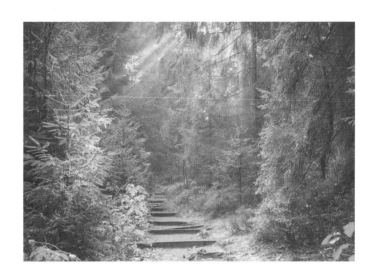

맨발걷기는 무조건 좋다고 생각하며 걸었는데요. 효과를 일일이 나열하다 보니 제 병이 다 낫지 않았을까 생각이 듭니다. 혹시 저처럼 류마티스를 앓고 계시다면 꼭 해보시라 권하고 싶습니다. 류마티스뿐만 아니라 류마티스 환자가 겪는 조조강직 현상이 없어졌습니다. 당뇨를 앓고 계시다면 무조건 맨발걷기를 해보셔야 하고요. 감사합니다.

수족냉증, 알레르기 비염 치유로
삶의 질 회복

여수 64세 박○단

박동창 회장님! 감사합니다. 전남 여수에 사는 64세 박○단입니다.

"햇빛도 나쁘다. 저염식이 좋다. 우유가 좋다. 아프면 무조건 약 먹고 병원 가야 한다" 등 무지하여 잘못된 정보를 믿고 병원만 다니는 사이에 병은 더욱 늘어만 갔습니다.

60여 년간 저는 한여름에도 손·발이 엄청 시린 수족냉증과 체온이 35.5인 저체온증에 항상 추위에 떨며 살아왔습니다. 또한 알레르기 비염, 아토피, 심한 축농증, 천식, 방광염, 요실금, 치질, 심한 변비, 복부 팽만감, 위장병, 심한 불면증, 만성피로, 치통, 코골이 등 다양한 병세를 앓았습니다. 46kg의 체중에 이런 만정질환까지 앓으니 삶의 질은 바닥이었습니다.

10여 년 전 필라테스와 요가를 하면서 병원을 끊었습니다. 음식은 한 살림, 유기농, 현미, 채식 중심 식단으로 바꾸었습니다.

동시에 자연치유에 관련된 공부를 하면서 자율신경이 망가지고 신진대사가 다 무너진 이유가 폭식, 과식, 육가공식품, 과자, 빵 등 당분을 주로 섭취해서 그렇다는 걸 알았습니다. 가족의 건강이 무너진 것이 잘못된 식생활에 있었음을 깨닫고, 면역증강에 좋은 쪽으로 생활습관을 하나씩 바꾸기 시작했습니다.

그러다 코로나19가 터져 요가원을 못 가니 산으로 도망을 갔습니다. 운동화를 신고 산을 갔다오면 힘들고 지쳐서 1시간을 누워있어야 다음 일을 했습니다. 2020년 3월 11일 회장님의 맨발걷기 유튜브가 보여 눈이 번쩍 뜨였습니다. 강의에서 2~3개월만 매일 맨발로 땅을 걸으면 웬만한 난치병은 거의 낫는다는 내용을 들었습니다. 돈도 안 들고 일광욕도 할 겸 바로 간절한 마음으로 산에 갔습니다.

약으로 죽으나, 산에서 죽으나 한 번은 죽는다는 것을 각오하고 살기 위해 임상실험을 해보았습니다. 첫날 느낌은 막혔던 뇌가 시원해지는 기분이었고 마음이 편안하고 발도 시리지 않아서 그날 밤부터 60여 년 만에 처음으로 숙면을 취했습니다. 지금도 첫날의 그 상쾌한 기분이 잊히지 않습니다.

이후로는 더욱 확신이 생겨 '산이 내 병원이다'라며 매일 산에 출근을 했습니다. 1~2시간 정도 둘레길을 돌았고 눈비가 오면 더욱더 걷고 또 걸으며 석 달이 되기를 기다렸습니다. 그러면서 자연치유 공부도 많이 했습니다.

15일 후에는 체력이 급상승했고 화장실에서 넘어져서 엉덩이뼈를 다쳤는데도 뒷날 보니 옛날하고 다르게 금방 좋아져 신통방통했습니다. 한의원, 병원을 평생 다녔지만 그와 비교가 되지 않게 맨발걷기의 효과는 확실했습니다. 왼손가락 관절 저림과 우측 팔꿈치 통증으로 설거지도 평생 울면서 했는데 한 달쯤 후에는 50%가 좋아지더니 두 달 후에는 어느새 통증이 없어졌고 기다리던 3개월 후에는 아픈 곳이 다 나아있었습니다.

장마철에는 우레탄 위에서 걷다 발이 염증으로 퉁퉁 부었는데. 계곡의 물과 바닷물에 자주 담그니까 1주일 만에 완전히 나아버린 체험을 했습니다. 이를 보면서 평생 병원에 가지 않고도 아프기만 하면 스스로 치유할 수 있겠다는 생각이 들었습니다.

10여 년 전 저는 이상구 박사님의 '뉴스타트' 건강법을 공부하고 실천해왔는데요. 맨발걷기를 하는 지금도 뉴스타트 건강법의 1. 영양 2. 운동 3. 좋은 물 4. 절제 5. 공기 6. 휴식 7. 신뢰는 실천하고 있습니다. 저는 지금 모든 화학약품을 끊고 미니멀 라이프를 실천하고 있습니다. 선크림과 샴푸. 비누 등도 사용 안 하고 물로만 씻습니다. 천연소금물이 저의 치료제입니다. 하지만 맨발걷기가 가장 고통스럽지도 않고 돈도 안 들고 효과가 빨랐습니다. 맨발걷기에는 최고의 치유제인 햇빛과 산소. 휴식이 있습니다. 폐활량과 심장도 튼튼해지고 죽었던 피부도 살아나고 활성산소를 빨리 제거해주니 일석 5조. 아니 그 이상입니다. 100세까지 실천을 안 할 이유가 없습니다. 그 결과 흰머리도 거의 없고 이. 눈. 다리. 심장. 폐도 튼튼합니다. 모든 장기가 튼튼하지요. 몇 시간의 산행에도 단전호흡을 하면서 맨발로 걸으면 숨이 가쁘지 않습니다. 젊은이처럼 즐겁게 살고 있습니다.

맨발걷기의 장점과 놀라운 힘을 세상에 알릴 기회를 주셔서 정말 감사드립니다. 끝으로 제 남편의 얘기도 하고 싶습니다. 제 남편은 50년 앓아온 위궤양과 녹내장. 허리 통증 등으로 평생 골골 했습니다. 하지만 제가 의사이자 간호사가 되어 남편을 산과 들에 가까이 하게 하면서 함께 걸으니 지금은 66세임에도 한 곳도 아픈 곳이 없다고 합니다. 이점 강조하고 싶습니다. 감사합니다.

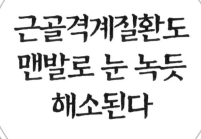

5장

근골격계질환도
맨발로 눈 녹듯
해소된다

대퇴부골절상 후유증을
10일의 맨발로 극복하다

2019년 9월 4일 김○숙

맨발걷기숲길힐링스쿨을 알게 된 지 열흘 만에 이런 아침편지를 쓰게 되다니 참으로 감격스럽습니다. 저는 만 64세의 주부입니다.

지난 2017년 4월에 불의의 사고로 다리 대퇴부 골절상을 입고 꼼짝달싹 못한 채 한 달여를 병원에서 간병인의 도움으로 지냈습니다. 이후 두 달여 재활치료를 받는 동안 저의 나날은 참 답답했습니다. 항생제와 진통제로 소화기관은 엉망이 되고 골밀도 수치는 마이너스로 바닥을 향하고 있었습니다. 1년여를 겨우 스틱에 의지하여 걷고 또 걸으면서 '그래도 이만하니 다행이다' 되뇔 수밖에 없었습니다.

1년 반 후 작년 10월에 철심을 제거하는 수술을 받은 뒤에는 양쪽 다리의 균형이 맞질 않아서인지 수시로 허리가 삐끗하여 며칠씩 누워지내야 하는 날이 반복되었습니다.

그러던 어느 날 습관처럼 동네 근린공원을 남편과 함께 산책하는데 친구에게서 전화가 왔습니다. 어싱이라는 것을 들어본 적이 있느냐고 말이죠. 금시초문이라 했더니 지구표면에 발을 닿게 하는 것 즉 맨땅에서 맨발로 걷는 것이라 했습니다.

그때 저는 정형외과에서 추천한 고급 깔창을 깔고도 살얼음 딛듯 걷고 있는 중이었지요. 사고의 트라우마에서 벗어나지 못한 채 말입니다. 그런 제게 어싱이라니요?

친구야. 난 그런 위험한 일은 할 수 없을 것 같구나. 또다시 다치거나 찔리거나 하고 싶지 않아! 그러는 제게 남편은 슬그머니 제안했습니다. 안전한 공터에서 한번 벗어보자고요.

이튿날부터 15분씩 살금살금 맨발걷기를 시작하니 신기한 일이 일어나는 거예요. 나갈 때는 기운하나 없이 걸어갔는데. 조금 살만해져서 다시 공원을 내려오는 컨디션의 변화를 발견하게 된 것입니다.

신발 하나 신고 벗은 차이의 확연함에서 한 줄기 희망을 발견한 후 맨발 걷기에 좋을 만한 바다로 몇 차례 여행을 떠났습니다. 뜨거운 여름 해변을 맨발로 걸은 지난 8월 23일 밤 TV 앞에 앉아있는 저에게 서재에 있던 남편이 하루 일찍 나왔다는 매경 인터넷기사를 A4용지로 출력해서 가지고 나와 말없이 제게 건네주고 갔습니다.

무심히 바라보니 회장님의 발바닥 클로즈업 사진이 있었고 대모산 기사가 한눈에 들어왔습니다. 이거네. 바로 이거야! 내일 당장 가봅시다.

그렇게 해서 달려간 대모산 맨발산행에서 저는 맨발 부대원들의 기쁨에 찬 모습에 한 번. 숱한 사연을 안고 찾아와 단 몇 개월 만에 호전되고 있다는 승전보에 또 한 번. 자상하고 세세하게 한 사람 한 사람을 살펴주시는 회장님과 임원 분들의 열정에 다시 한 번 놀랐습니다.

본격적인 맨발걷기 열흘 만에 ① 단잠을 통잠으로 자게 되었고 ② 발목에 힘이 붙기 시작하였고 ③ 슬리퍼 없이 강화마루를 걷고 있었고 ④ 늘 기운 없던 제게 활기가 생겼고 ⑤ 무릎통증이 많이 사라졌고 ⑥ 머리가 맑고 기분이 밝아짐으로 내일이 기다려지게 되었음을 고백합니다.

어제는 가족 톡방에 쌍둥이 외손자들이 모래밭에서 뛰노는 사진이 올라왔습니다. 이번 추석에는 아들. 며느리. 손자와 함께 맨발걷기를 시도할 꿈이 생겼습니다.

아주 사소한 우연 같은 섭리로. 신문기사 한 면이 제 일상에 들어와. 만남의 축복을 누리게 됨에 진심으로 감사합니다. 그리고 고맙습니다. 무비용의 맨발걷기. 운동이 저에게까지 전해지도록 매일매일 꼼꼼히 일지를 챙겨 보내주시는 회장님께 깊은 감사를 드립니다.

무릎, 손, 어깨 관절의 염증과
통증이 깨끗이 나아지다

2018년 12월 5일 강남의 이예정

좋은 아침입니다. 제가 '맨발걷기숲길힐링스쿨'의 회원임을 영광스럽게 생각하면서. 그동안 맨발걷기 하면서 저에게 생긴 놀라운 치유의 변화를 회원 여러분들과 함께 공유하고 싶어 이 아침편지를 씁니다.

저는 몸의 대들보인 허리. 무릎. 어깨. 손. 관절 등 근골격계의 골조가 선천적으로 약했습니다. 그런 와중에 5년 전인 2013년에는 무릎 연골 파열이 발생해 시술을 받게 되었습니다. 골조 계통의 시술과 수술은 누구라도 신중히 생각하겠지만. 저 역시 오랜 시간의 고심 끝에 시술을 받기로 결정했습니다. 그리고 걱정했던대로 결과가 좋지 않아 고생을 엄청 많이 했습니다. 단순히 회복이 늦어지는 줄만 알고 의사 선생님의 처방대로 걷기운동과 무릎 펴기 운동을 열심히 했습니다. 하지만 여전히 제 무릎은 뻑뻑하고 통증이 심해서 걷기조차도 힘들어 겨우겨우 절뚝거리며 걸었습니다. 의료보험 혜택 상 1년에 2회만 맞을 수 있는 연골주사를 맞아왔지만 연골주사 역시 일시적으로 무릎이 조금 부드러워지는 듯한 느낌만 있었을 뿐 통증

해소에는 별다른 도움이 되지 않았습니다.

제가 마지막 연골주사를 맞은 때가 2017년 11월 27일이었습니다. 올해 2018년 6월 초쯤 연골주사를 맞을 시기가 되었지만 그때 저는 시골에 갈 일이 많아서 주사 맞으러 갈 시간이 없었어요. 불편한 다리로 시골을 다니면서 병원 갈 기회를 차일피일 미뤘지요.

그런데 7월 초부터 전부터 벼르던 맨발걷기를 실천해보았습니다. 땅만 쳐다보면서 걷는 맨발걷기를 해보니 왠지 모르게 기분이 상쾌하고 좋아졌어요. 당장 아무 변화를 못 느껴도 그 기분. 그 좋은 느낌만으로 양재천의 그 숲길을 또다시 찾아가게 되더라고요.

그런데 맨발걷기를 한 지 5일째 되는 날 아침 잠자리에서 일어날 때였습니다. 그동안에는 관절염을 앓던 탓으로 이불을 들추는 제 손이 아침마다 뻑뻑하여 잘 펴지지도 않았었는데. 이번에는 제 손이 한 번에 아주 부드럽게 확 펴지는 것이었어요. 순간 "어? 어떻게 이럴 수가 있지?"라고 하면서 그냥 지나쳤는데. 다음날 아침에도 또 그렇게 느껴졌습니다. 그 다음날 아침에도 똑같은 놀라운 현상이 계속되었어요.

그러다 걷기 8일째 되는 날 아침에는 그렇게 뻑뻑하던 손이 갑자기 부드럽게 잘 펴지는 현상에 대해 골똘히 생각하게 되었어요. 병원 다녀온 것도 아니고 약을 먹은 것도 아니고 주사를 맞은 것도 아닌데. 별안간 손가락이 왜 이렇게 부드러워진 것인지…… '요새 내가 뭘 먹었나?' 하는 순간 제가 요즘 맨발걷기를 하고 있다는 생각이 스치는 것이었어요.

'그렇다면 맨발의 효과가 이렇게?' 그렇게 반신반의하는 순간. 저의 무릎도 부드러워진 사실을 알게 되었습니다. 어깨 통증으로 잘 안 올라가던 팔도 부드럽게 돌아가고 회전이 잘되는 것도 깨닫게 되었습니다.

손의 관절들. 무릎. 어깨의 문제점들이 한꺼번에 좋아진 것을 알게 된 순간……. 이게 맨발의 효과라는 것을 깨닫게 되는 순간……. 저는 정말 이루 말할 수 없는 기쁨과 신기함에 뛸 듯이 기뻤습니다. '진작 알았으면 얼마나 좋았을까' 하는 안타까움까지 들었지만. 지금이라도 이렇게 맨발걷기를 알게 되어 얼마나 고맙고 감사한지요!

병원에서도 고칠 수 없는 근골격계의 병들이 저는 단지 맨발로 걸어 좋아진 것이니 저에게 마치 기적이 일어난 것만 같아요!

그렇게 맨발의 효능과 원리를 궁금해 하던 차에. 지난 여름 어느 날 양재천 숲길에서 한 친구로부터 대모산의 '맨발걷기숲길힐링스쿨'에 대해 듣게 되었습니다. 그리고 그 다음 토요일 바로 동참하게 되었습니다.

첫날 대모산 교육장에서 회장님의 교육 내용을 들어보니. 맨발로 땅을 접지하는 순간 우리 몸의 활성산소가 빠져나가는 것이 마치 낙뢰가 피뢰침을 맞고 땅 속으로 소멸되는 현상과 같은 이치라는 것을 배우게 되었습니다.

그리고 숲길을 맨발로 걸으면서 맨발의 지압효과로 인하여 온 몸의 혈액순환이 좋아지고. 무릎. 요추. 척추 등 근골격계를 싸고 있는 근육들이 말랑말랑해진다는 사실을 알게 되었습니다. 그로 인해 저의 손과 무릎. 척추. 어깨 등 관절 주변의 굳은 근육들이 부드러워진 것 또한 눌려있던 신경들이 풀어져서 그랬다는 사실 또한 깨우쳤습니다.

저는 Top 5에 속하는 대형병원에서도 못 고치는 무릎 관절염으로 일 년에 두 번씩 연골주사를 맞아와야 했지만, 이제는 연골주사를 일 년이 넘도록 안 맞고도 통증도 많이 없어지고 부드러워졌습니다. 날씨가 쌀쌀해도 아직은 맨발걷기가 신나기만 한데 겨울이 오는 게 아쉽기만 합니다.

제가 족저근막염도 있고 그래서 어딜 걸어가다보면 발바닥의 통증으로 잠시 앉아서 신발을 벗고 발을 주물러주며 쉬어가곤 하였습니다. 그런데 회장님의 아침편지를 보니. 맨발걷기 회원님들 중 ○애 님께서 맨발로 걸어 족저근막염이 치유되었다는 얘기가 있었습니다. 그 사연을 보고 생각해보니 저 또한 맨발걷기를 시작한 후에는 족저근막염으로 발이 아팠던 적이 없었습니다. 저도 모르는 사이에 그렇게 아팠던 족저근막염이 사라진 것을 다른 분의 사연을 보고서야 알게 된 것이지요.

그래서 저는 요즘 보는 사람마다 붙잡고 맨발걷기의 놀라운 치유의 효능을 전파하며 맨발걷기를 적극 권하고 있습니다. 지난 주말에도 충주로 시댁 모임을 갔다가 시댁 식구들을 주변 산에서 맨발로 걷게 하였습니다. 다섯 명중 한 명은 밤 가시가 무섭다고 중간에 신발을 신었지만 모두들 맨발의 느낌이 좋았다고들 해서 꾸준히 하라고 당부하고 왔습니다.

이상은 맨발걷기의 치유효과를 다른 분들께도 적극 알리고 싶어서 제가 쓴 글이었습니다. 모든 분들이 병원 가시기 전에 맨발걷기부터 해보시라고 정말 크게 외치고 싶습니다! 감사합니다.

낮은 골밀도, 골반 통증이
6개월 만에 해결되다

2021년 9월 29일 향산공원 엄○자

저는 67세이며 하루에 맨발걷기를 8,500보 정도 합니다. 골밀도 검사를 한 병원은 ○○정형외과로 진단결과를 설명해드리겠습니다. 2년 전 골밀도가 낮아서 3개월에 한 번씩 비타민D 주사를 맞았습니다.

2년 후인 엊그제 추석 직전 골밀도 검사를 다시 했는데 상태를 확인한 의사가 깜짝 놀라며 의아해했습니다. 맨발걷기 전에는 왼쪽 골반이 늘 아팠는데 맨발걷기 이후부터는 어느 날인지 정확히 기억은 할 수 없지만 골반이 하나도 안 아팠어요. 깨끗이 다 나았습니다.

맨발걷기 전에는 향산공원의 맨발청춘들이 부러워 늘 그들을 쳐다만 보며 혼자서 신발을 신고 걷거나 운동기구에 매달려 아픈 곳 치유에 정열을 쏟았습니다. 그런데 저에게도 맨발걷기국민운동본부 회원들처럼 기적이 일어났습니다. 약 한 알도 먹지 않고 물리치료 받은 것도 아닌데 말이에요. 보통 신기한 게 아닙니다.

이젠 흙길만 보면 맨발로 걷고 싶습니다. 어느 땐 볼일 차 도심 속 외출을 할 경우 아스팔트 위 또는 콘크리트 바닥을 신발 신고 걸어간다는 것이 왜 그리도 아깝고 기분이 안 좋았는지. 아마도 맨발로 걷는 분들은 저와 같은 생각이시겠죠.

2년 전에 골다공증 검사 때 미세하게 뼈에 타공들이 있다는 진단을 받았습니다. 그런데 다시 검사를 받으니 골밀도가 이렇게 건강한 사람이 있냐고 하시더군요. 67세 나이임에도 불구하고 운동박사라고 칭찬을 듬뿍 받았습니다. 몸속에 비타민D도 넘쳐난다고 하셨지요. 나이가 어디로 가셨나요? 하시며 저를 어찌나 기분 좋게 해주시는지 계속 큰 기쁨이 가라앉지 않았습니다.

무엇보다 제일 먼저 이 소식을. 저에게 맨발걷기를 소개해 준 황○숙 이사님께 알리고 싶었습니다. 그리고 처음 늘 피곤하다는 저의 말씀을 듣고 맨발걷기를 전화로 권장해주시며 향산 맨발길 장소도 가르쳐주시고 지도해주신 두 부부님께 이 자리를 빌려 감사의 인사를 드립니다.

이제 저는 자신감에 차있습니다. 그리고 이 기쁜 소식을 이웃에게 계속 알리고자 합니다. 이토록 중요한 건강 정보가 이 세상에 정착되도록 여러 권의 책으로. 강의로 애쓰시는 박동창 회장님께 감사드립니다.

지팡이 짚고 시작한 맨발걷기,
지팡이를 던져버리다

2019년 1월 9일 대모산 스마일 박○기

좋은 아침입니다. 저는 2016년 1월 겨울 운동화 단단히 조여매어신고 대모산에서 아침 등산을 하고 내려오다 실로암 약수터 근처에서 넘어져서 척추에 심한 타박상을 당하였습니다. 그리고 ○○병원. 한방병원 등에서 약 지어먹고. 침뜸도 떴습니다. 하지만 도저히 두 발로는 산을 걸을 수도. 오를 수도 없게 되어 지팡이를 짚고 산을 다녔습니다.

그러다가 2016년 7월 그날도 지팡이를 짚고 대모산을 오르는데 '맨발걷기 숲길힐링스쿨' 현수막을 보게 되었습니다. 그리고 나도 한번 맨발로 걸어봐야겠다는 마음을 먹고 제1회 산행 날부터 참석하여 처음으로 맨발로 걷는 것을 배우고 걷기 시작하였습니다.

맨발로 걸었더니 왠지 기분도 좋아졌고. 평소 신발 신고 걸을 때와는 달리 몸이 아주 가벼워지고 호전됨을 느끼게 되었습니다. 그러다보니 날마다 대모산을 맨발로 오르게 되었고. 미국에 있는 아들네 집을 가거나 특별한

다른 약속이 있는 날을 제외하고는 거의 365일 맨발 산행을 하게 되었습니다.

그렇게 맨발걷기를 젊은 시절 아내와 연애하듯 사랑하며 하다보니 새벽에도 눈을 뜨는 대로 대모산을 올랐고. 오후에도 점심 후 바로 맨발로 대모산을 올랐습니다. 하루에 두 번씩 맨발걷기를 거의 미칠 정도로 즐겁게 하였더니. 2017년 6월 언젠가부터 지팡이를 던져버리고 스스로의 허리힘으로 똑바로 걸어다니게 되었습니다. 이후부터는 대모산을 마치 내 집 앞마당 드나들 듯이 하게 되었습니다.

그로부터 3년이 지난 지금까지도 제가 지팡이 없이 대모산 둘레길을 매일 하루에 두 번씩 신바람 나게 걷고 있다는 것은. 인간의 육신에 어느 부위가 되었든지 또는 골격 뼈대에 문제가 생긴 것까지 맨발걷기가 모두 바로잡아줄 수 있다는 증거입니다.

그렇지 않고서야 제가 어떻게 나이는 해마다 더 먹고 늙어가는데. 허리는 거꾸로 옛날보다 더 바로 서게 될 수 있겠습니까? 뿐만 아니라 새벽 영하 15도가 되는 추운 날씨에도 거뜬히 맨발로 걸을 수 있는 체력까지 끌어올렸으니. 다시 한 번 반복하지만 저는 맨발걷기를 예찬하지 않을 수 없는 미친 사람이 된 것입니다.

거기에 몸이 좋아지고 잠을 잘 자고 잔병이 없어지고 감기도 걸리지 않으니 이거다 싶은 겁니다. 모든 일과 마찬가지로 좋은 게 있으면 거기에 푹 빠져야 병도 고치고 새 인생을 살 수 있다고 목청을 높이는 것입니다. 맨발걷기는 나의 만병통치약입니다.

저는 맨발걷기가 정말 좋습니다. 맨발걷기 운동을 알지 못했더라면 지금쯤 나의 모습은 어떠하였을까? 종종 생각에도 젖어봅니다. 대모산 언덕에 당당히 걸려있는 '맨발걷기숲길힐링스쿨' 현수막 플래카드는 저와 같은 사람들에게는 희망의 깃발이기에 저 나름대로 무척 소중히 생각합니다.

어제도 오늘도 또 내일도 계속 대모산을 오르며 이러한 좋은 운동을 위해 선한 마음을 펼쳐주시는 '맨발걷기국민운동본부' 회장님과 회원들을 만나게 된 것을 인생의 큰 행운이라고 생각합니다. 앞으로도 많은 사람들이 그 현수막을 읽고 찾아와주길 고대합니다. 값진 맨발운동을 가족들과 친인척. 동기들에게 알려주며 기쁨을 함께 나누고 싶은 게 제 소박한 소원입니다.

난 참 좋다. 아무 조건 없이 맨발걷기가 무조건 좋다! 파이팅 사랑합니다! 푸하하하~ 맨발로 매일 걷는 기분이 너무 좋아 늘~ 푸하하~로 감사와 행복의 정을 표출합니다. 회장님. 회원님들 정말로 사랑합니다.

약 먹어도 안 낫던
족저근막염, 하지정맥류가 나아지다

2020년 7월 15일 송파구 푸○이

먼저 맨발걷기 운동을 알게 된 것에 깊은 감사를 드립니다. 저는 신발을 신고 운동하는 중에 우연히 김○숙 님께서 맨발로 걷는 모습을 뵙고는 곧바로 여쭤봤습니다. 왜 맨발로 걸으시냐고요? 그 이유가 무엇이냐고요?

첫날은 김○숙 님과 그의 따님 ○이맘 님의 사례를 듣고 30분 정도 맨발로 걷기운동을 했습니다. 이후 신발을 신고 돌아오는 길에. 그동안 족저근막염으로 불편했던 발이 조금은 편안한 것 같았습니다. 이에 맨발걷기를 계속해봐야겠다는 생각이 들었습니다.

그렇게 시작한 것을 지난 4월 초부터 지금까지 3개월 조금 넘게 꾸준히 실천하게 된 것입니다. 혈관이 건강하지 못해 그동안 앓던 하지정맥류 증세가 맨발로 꾸준히 걷는 것만 했을 뿐인데 정말 많이 호전되었습니다. 족저근막염도 너무나도 많이 좋아져 정말 신기한 일임이 틀림없었습니다.

대부분의 사람들이 그러하듯이 저도 아프면 병원을 가고 처방받은 약 꼬

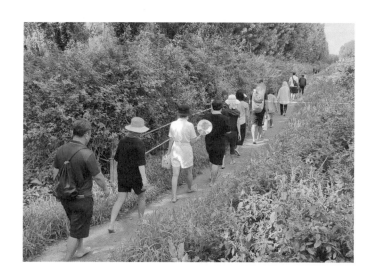

박꼬박 잘 먹으면서 순종 잘하면. 그래야만 병이 낫는 줄 알았거든요. 그러한 고정관념이 어릴 때부터 입력되어 생활하다보니 족저근막염 약만 6개월을 먹었고 하지정맥류 약은 1년 동안이나 먹었습니다.

족저근막염을 심하게 앓았던 과거의 통증이 100이었다면. 맨발로 3개월을 걸은 지금은 15 정도로 줄었어요. 약을 처방받아 먹어도 통증에는 거의 변화가 없었는데 통증이 사라진 것이 참으로 신기합니다. 그러기에 솔직하게 말씀드린다면. 맨발걷기 처방과 복용약 처방은 전혀 비교가 안 되는 것이지요.

처음엔 남들이 좋다고 하니까 남들 따라서 맨발걷기를 했지만. 날이 가면 갈수록 스스로가 맨발걷기에 매료되었습니다. 산에서 신발만 벗고 걸으면 심신이 편안하고 기분도 좋아졌습니다.

이제는 산과 숲에서 나오는 피톤치드와 느끼는 촉감까지 좋습니다. 집으로 돌아오면 푸른 숲의 산이 너무 그립습니다. 매일 숙면을 취하고 나니 하루를 시작하고 맞이하는 아침에도 즐겁습니다.

저 외에도 맨발걷기국민운동본부의 맨발 일지에서는 의사가 포기한 환자들이 치유의 기적을 맛본 사례나. 병원에서 수술을 받고 재발하지 않았다는 사례들을 꾸준히 읽게 됩니다. 저 또한 제가 직접 체험하고 느낀 것들이 있기에 주위 분들께 계속 맨발걷기를 시작하라고 권고하고 있습니다.
고생이 많으신 회장님과 수고하시는 임원 분들의 정성어린 봉사에 진심으로 감사드립니다. 맨발걷기국민운동본부가 발전하여 더 많은 분들이 이렇듯 좋은 운동에 참여하셔서 코로나19 걱정도 모두 밀어내고 행복하게 살아가시면 좋겠습니다.

교통사고 후유증으로
십 년간 앓던 다리통증의 치유

2022년 12월 28일 65세 조○우

저는 1957년 12월생인 남자입니다. 현재는 신도림에 살고 있습니다. 맨발걷기를 통하여 10년 이상 해결할 수 없어 고생하던 몸의 질병들이 기적같이 치유되는 놀라운 기적을 경험하면서 이 체험수기를 쓰게 되었습니다.

카톡방의 사연들과 체험수기들을 보면 제가 경험한 내용들은 말씀드리기에도 부끄러운 아주 작은 사례에 불과한 것들인데. 이런 작은 사례가 우리 회원님들께 무슨 도움이 될까 싶었지만 이소명 부회장님 전화를 받고 이 글을 쓰게 됨을 양해 부탁드립니다.

저는 33살 때 화물차와 신호 없는 사거리에서 충돌하는 대형 교통사고를 당한 적이 있습니다. 약 6개월 정도 병원 신세를 지며 치료하였고. 젊은 시절엔 몰랐으나 그 후유증으로 50세가 넘어가는 시점부터 사고 당했던 우측 다리에 문제가 생기기 시작했습니다.

일정 시간 이상 운전을 하면 우측다리에 마비 현상과 쥐가 나는 것입니다.

경우에 따라 심할 때는 30분에서 1시간만 운전해도 증상이 나타났고. 컨디션이 조금 좋을 때 1시간 이상 운전하면 이러한 증상이 나타났습니다. 초기엔 대수롭지 않게 여겼으나 시간이 갈수록 증상은 심해졌고 일상생활에 막대한 지장이 초래되었습니다. 아마 대수술을 몇 번 하면서 신경과 혈액순환에 문제가 생겼던 것 같습니다. 그래도 젊은 시절은 견뎌내었으나. 나이가 드니 문제가 생긴 것 같았습니다.

겉보기엔 멀쩡하니 남들이 보면 아무것도 아닌 것 같겠지만. 다리에 문제가 생기니 정상적인 사회생활을 영위하는 데 치명적이었습니다. 스스로도 이 문제를 받아들이지 못해 굉장히 힘들었습니다. 조금만 멀리 가도 기사를 데리고 다녀야 했습니다.

치료를 위해 명의라고 소문난 병원을 찾아가서 총 75회를 치료받으러 다녔습니다. 몇 달 치료받으면 좀 나아졌지만. 시간이 흐르면 또 재발되고 재발되면 또 병원 가고 이런 생활이 반복되었습니다.

그러던 중에 저희 교회 자매님이 맨발걷기로 어려운 질병이 치료되는 것을 보면서 '아! 나도 맨발걷기가 답이 될 수 있겠구나' 하는 확신을 가지고 맨발걷기를 시작하게 되었습니다. 맨발걷기를 시작하면서 유튜브를 통하여 박동창 회장님 강의를 듣고 충분할 만큼 공부하였습니다. 또 체험사례들을 보면서 신념을 갖고 이것만이 살길이라고 여겨 걷고 또 걸었습니다.

아침에 일어나 매일 기본 8~10km를 걷고 퇴근 후 저녁시간에 짬이 나면 또 걷고. 평일이나 주말에 일정이 맞으면 산에 가서 걸었습니다. 4월 3일 날 시작하여 9개월 동안 지금까지 꾸준히 맨발이 살린다는 마음으로 걷고

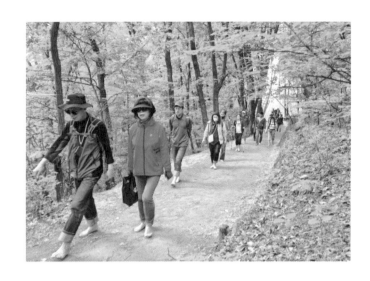

있고 앞으로도 걸을 예정입니다.

접지를 생활화하기 위하여 밖에서는 걷고. 집에 들어오면 접지 제품을 침대 매트. 책상 아래. 거실 소파에 깔아놓고 땅과의 접촉을 최대한 오래 유지하려 노력하였습니다.

저희 집은 식구 셋에 자전거도 세 대나 있어 예전엔 틈만 나면 여의도 방향 아라뱃길에서 자전거를 탔는데. 이젠 틈만 나면 맨발걷기를 하느라 자전거를 쳐다볼 겨를이 없습니다.

이제는 운전할 때 편안하고 자신 있게 핸들을 잡습니다. 지난달 강릉에 갔다가 주말에 서울로 돌아오면서 4시간이 넘게 운전을 하였지만 편안하게 집까지 올 수 있었습니다. 이젠 운전할 때 보조기사가 필요 없어졌습니다. 운전하는 오른쪽 다리가 맨발걷기로 건강하게 회복되었기 때문입니다.

이런 기적을 체험하자 우리 하나님께서 주신 자연의 선물에 모든 답이 있다고 느끼며 그분께 감사를 드렸습니다. 예전의 염려와 불안한 마음도 맨발걷기로 다 소멸되었습니다. 맨발걷기로 많은 이들을 살리시는 맨발걷기국민운동본부에 진심으로 감사한 마음을 전해드립니다.

맨발걷기를 열심히 하다보니 몸 전체가 좋아지는데 특히 집안 내력이 있어서 늘 조심하던 당뇨도 수치가 정상으로 돌아왔습니다. 저는 당뇨 전 단계인 내당능을 앓아 식전 공복 혈당이 110~130 정도를 오르내렸습니다. 그런데 지난달 병원 혈액검사에서 공복혈당 97, 당화혈색소 5.4가 나왔습니다. 공복혈당은 70~99가 정상치이고 당화혈색소는 5.6 미만이 정상치이기에 좋은 결과를 받은 것이었습니다.
아버님 어머님 두 분 다 말년에 당뇨로 고생하시다 돌아가셔서 음식도 신경 쓰게 되고 당뇨가 늘 조심스러웠는데. 이젠 맨발걷기로 당뇨쯤은 아무것도 아니고 이겨낼 수 있다는 자신감이 생겼습니다.

맨발걷기국민운동본부의 역동적인 헌신의 모습을 카톡방에서 보면서 함께 힘을 보태드리지 못하여 늘 빚진 것 같은 송구한 마음이 듭니다. 맨발걷기로 건강이 회복되고 생명이 되살아나는 남들의 사례를 보면서 이 맨발걷기 운동은 국가 차원에서 반드시 해야 할 국정과제라는 생각을 하게되었습니다.
지난 7월경 맨발걷기의 성지라 할 수 있는 안양천 신정교에서 오금교 일부 구간에 야자매트가 깔리는 공사가 실시되었습니다(양쪽 입구 부분에 10미터 매트 4장씩). 저는 깜짝 놀라서 구로구청장을 찾아가서 완전 제거나 조정을 요청하였습니다.

구청장과 해당부서의 적극 협조로 오금교 쪽은 3장을 걷어내고 신정교 쪽은 1장을 걷어냈습니다. 남은 야자매트는 뚝방길 중앙에 깔린 매트를 한쪽으로 밀어서 맨발걷기 공간을 확보하였습니다.

민원에 의해서 설치되었기 때문에 다 걷어낼 수가 없었고 아쉽지만 이 선에서 양보해야 했습니다. 앞으로는 공직사회에 맨발걷기의 이점을 알려 야자매트가 완전히 추방되는 일을 해야겠다는 마음이 들었습니다.

돈 안 들이고 즐겁게 맨발로 운동하며 몸과 마음이. 가정이 치유되는데 이는 마땅히 국가가 나서야 한다고 믿습니다. 저도 이 일에 작은 힘이지만 도움이 되도록 노력하려 합니다. 감사드리며 모든 분들의 건승을 기원합니다. 감사합니다.

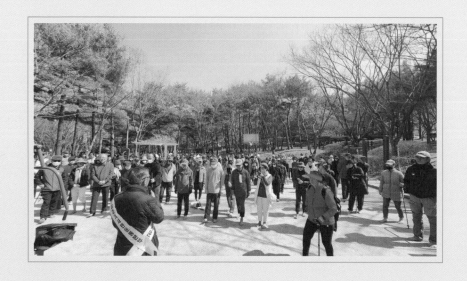

걷기, 그것은 건강이다.

걷기는 원기를 준다. 건강을 유지하게 해준다.

어린아이에게 성장을 촉진한다. 청소년에게는 균형을 맞춰준다.

성인을 다시 젊게 만든다. 노인에게는 노화를 늦춘다.

이브 파칼레

6장

불면증, 강박증, 갱년기 장애도 맨발이면 해결된다

9시간 뇌수술도 소용없던 극심한 편두통이 나아지다

2018년 12월 19일 김○애

안녕하세요~ 좋은 아침입니다. 맨발걷기로 20년 이상 앓던 편두통과 족저근막염을 깨끗이 치유한 저의 경험을 회원 여러분들께 전해드리고자 이 편지를 씁니다.

저는 오랜 시간 만성두통을 앓았습니다. 유명한 대학병원들을 찾아다니거나 온갖 민간요법을 다 써보았으나 아무 소용이 없이 고통스러운 나날을 보냈고 또 돈과 시간을 낭비했었습니다.

그러다 결국 2011년 말 ○○병원에서 8시간에 걸친 큰 뇌수술을 받았습니다. 그러나 그 후에도 투병생활과 함께 실망과 좌절을 겪어야만 했습니다. 수술은 잘 끝났다는데 두통은 수술과 관계없이 계속되었으니까요.

언제 발생할지 모를 두통에 항상 약봉투를 갖고 다니는 신세였습니다. 수술 후 처음 2알로 시작한 진통제가 18알로 늘어나 결국 마약성 진통제까지 먹는 지경에 이르렀습니다.

몸과 마음이 지칠 때마다 등산화 끈을 묶어가며 대모산과 구룡산을 다녀왔습니다. 산행 뒤 그대로 쓰러져 눕길 반복하면서 지쳐갈 무렵. 대모산에서 맨발로 걸으시는 박동창 회장님을 만나게 되었습니다.

저는 반신반의하며 신발을 벗어던지고 무작정 맨발로 따라서 걷기 시작했습니다. 그렇게 맨발로 걸었더니 신발을 신었을 때보다 몸이 한결 가벼워졌습니다. 기분도 좋아지니까 저도 모르게 매일 산을 찾게 되었습니다. 그러면서 맨발걷기의 기쁨과 경이로움에 푹 빠져들게 되었습니다.

약 먹는 것도 잊고 대모산에서 열심히 맨발걷기를 계속하고 있던 어느 날. 핸드폰이 울렸습니다. 병원에서 온 예약안내 문자였습니다. 문자를 보고 깜짝 놀라 약봉투를 찾아보니. 제가 약 먹는 것을 한동안 잊어 약이 그대로 남아있었습니다. 이 일은 아픈 편두통을 온전히 맨발걷기 힘으로만 이겨내는 나 자신을 새로이 발견하는 좋은 계기가 되었습니다.

수술 후 지난 수년간 매년 MRI를 찍고 정기검진을 받아왔는데. 올해 봄부터는 담당의사 선생님으로부터 "아무런 이상 소견이 없으니 3년에 한 번씩 검사하자"는 말을 듣게 되었습니다. 그 자리에서 눈물이 주르륵~ 흘러내렸던 그때의 감정을 어찌 말로 다 표현할 수가 있겠습니까?

기억을 더듬어보면 대모산을 맨발로 걸은 지 두 달이 채 지나지 않아 두통이 말끔히 없어졌고. 아침저녁으로 나를 그토록 괴롭히던 족저근막염도 맨발 산행 이후 함께 사라져버렸습니다. 족저근막염은 통증도 괴롭지만. 걸을 수가 없으니 삶의 질이 현저히 떨어지고 우울증도 함께 동반됩니다. 그렇게 족저근막염으로 아플 무렵. 족저근막염 치료를 잘한다는 병원을 찾아가 1년 넘게 치료를 받아봤지만 소용이 전혀 없었습니다. 결과적으로 저는 맨발 산행과 맨발걷기로 두통과 족저근막염까지 동시에 치유되는 행운을 얻게 된 것입니다.

요즘은 바쁠 때는 학교운동장을 뛰거나 걷기를 반복하고 있으며, 시간에 쫓길 때는 아파트 모퉁이 흙이나 텃밭 같은 곳이라도 찾아서 매일매일 맨발로 흙을 밟으면서 행복을 채우고. 기적을 체험하며 큰 기쁨과 선물을 누리고 있습니다.

박동창 회장님과 우리 회원님들과의 만남이 저에겐 큰 기적 중에 기적입니다. 지금도 글을 쓰면서 그 이전 힘들었던 시절의 생각에 울컥하며 눈시울이 젖어듭니다. 회장님 정말 정말 진심으로 감사합니다~ 꾸벅꾸벅.

맨발은 불면증을
단번에 치료하는 최고의 명약

2019년 8월 28일 김○희

안녕하세요? 저는 한 달 전에 회장님을 만나면서 본격적으로 맨발을 시작했습니다. 맨발걷기 한 달 경험은 그 어떤 것과도 비교가 되지 않을 만큼 강력했습니다. 그 강력한 경험. 맨발걷기를 한 단어로 얘기한다면 '실행이 답이다'라고 얘기하고 싶습니다.

오늘 저는 일흔이 넘으신 형님을 모시고 홍제동에서 비바람을 뚫고 번개처럼 날아왔습니다. 제가 어떻게 이렇게 맨발걷기에 올인하고 사랑하고 몰입하게 됐는지. 그 계기와 과정 그리고 제 경험을 나누고 싶습니다.

저는 오랫동안 깊은 잠을 자지 못하는 불면증으로 고통받았습니다. 정말이지 자다가 수십 번씩 깨고 그러다보면 어쩔 수없이 또 하루 밤을 뜬 눈으로 지새우게 돼요. 옆에서 누워있는 사람은 쿨쿨 자는데 말이죠. 그래서 저는 늘 낮에도 비몽사몽이었습니다. 당연히 삶의 질은 현저히 떨어졌습니다.

사실 숙면이 보약이라는 말이 있듯 반대로 보면 수면 부족은 암이 발생하는 원인이기도 하잖아요. 저는 수면 부족으로 인해 제 몸에 심각한 병이 드는 것이 아닐까 늘 염려하고 살았습니다.

그런데 맨발걷기를 하고 난 후 놀라울 정도로 잠을 푹 자는 거예요. 정말이지 나에게는 기적입니다. 지금은 하루에 일곱 시간도 잡니다. 이 얼마나 행복한지요. 이 나이에 잠을 푹 자서 행복한 여자가 됐어요.
숙면이 갖춰진 삶은 그야말로 즐겁고 신나는 하루를 열어줍니다. 이뿐만이 아니에요. 저는 장이 좋지 않아 늘 불편했고 몸이 나른했습니다. 그런데 맨발로 걸은 지 이틀째부터 아주 개운했습니다. 숙변으로 상쾌한 아침을 맞이하고 있어요. 이 부끄러운 얘기를 자랑스럽게 얘기하는 것 자체가 내가 변했다는 증거입니다.

또 맨발로 걷기 전에는 먹은 음식이 장에서 머무르는 시간이 2~3일 걸렸어요. 음식이 장에 오래 남아있어 배출이 안 되니 그만큼 몸 안의 독소도 배출이 안 되어 쌓여있었죠. 그러니 몸이 무겁고 식욕도 없고 무기력했어요. 이젠 하루에 두 번씩 화장실을 간답니다. 그러니까 면역력이 좋아지고 몸도 가벼워요. 그 오랜 시간 해소하지 못했던 생리적인 문제들이 단번에 해결이 되니 맨발에 빠져들고 맨발을 사랑하지 않겠습니까? 그것도 돈 한푼 안 들이고 말이에요.

저는 거의 하루에 두 번씩 맨발 산행을 합니다. 오늘은 벌써 세 번째 맨발 산행입니다. 하면 할수록 좋아지는 이 흙길 맨발걷기는 경험해보지 않으면 알 수 없어요. 숙변으로 인해 장속 독소가 바로바로 빠져나가니. 면역력이 향상되고 또 컨디션이 좋고 일석삼조의 기적입니다.

저는 매일 5시 반에 일어나 맨발산행을 해요. 우리 아파트가 1층 현관만 내려오면 바로 대모산 중턱이거든요. 새벽에 무조건 한 시간 반을 걸어요. 그리고 절에 도착해서 또 한 시간 걸어요.

이렇게 1년. 2년을 계속 맨발로 산을 오르다보면 내 몸이 얼마나 좋아질지 보여요. 확신이 있어요. 맨발로 걷기만 해도 이렇게 삶의 질이 높아지는데 이것을 이제야 알았습니다. 이런 것들이 남들에게는 사소하겠지만 나에게는 엄청난 변화거든요. 남편이 또 산에 갔느냐고? 너무 대단하다고 놀라워해요. 누가 시킨다고 하겠어요?

사실은 맨발로 걷는 게 좋다는 것을 몇 년 전부터 알고 있었어요. 그런데 실제로 신발을 벗기까지 몇 년이 걸렸습니다. 대모산이 바로 앞에 있어 시간만 나면 맨발걷기를 할 수 있는 환경에 있었는데…… 아무리 좋은 환경에 살아도 구체적으로 실행한다는 것이 쉽지 않잖아요. 이 얼마나 어리석었는지요?

그래서 이제는 조금이라도 관심을 보이는 분들께는 맨발걷기를 적극적으로 권하고 있습니다. 오늘 저랑 같이 오신 형님도 일흔이 넘으셨는데 와보고 싶다고 하셔서 모시고 왔습니다. 비가 오는 데도 개의치 않고 오셨는데 너무 좋으시대요. 같이 와서 일단 한번 걸어보면 그 다음부터는 권하지 않아도 하게 되잖아요. 이게 바로 맨발걷기 매력이더라고요.

예전에는 상상도 할 수 없었던 맨발 산행. 특히 더 깊은 촉촉함과 싱그러움을 만끽할 수 있는 비 오는 날의 맨발 산행은 제 보물입니다. 이 자연의 신비를 절대 놓치지 않을 거예요. 가을에는 단풍과 같이 물들고 겨울에는 추위와 마주하며 흰 눈 위를 사각사각 밟으면서 걸을 거예요.

아직도 망설이는 분이 계시다면 더 이상 망설이지 마세요. 주저하지 마세요. 그냥 시작하세요! 바로 실행하세요! 그러면 맨발의 기적이 당신에게 꼭 필요한 것을 선물할 테니까요. 저는 내일도 설레는 맨발 산행을 생각하며 아침편지를 마무리합니다. 그리고 행복합니다. 맨발 산행 인연에 감사하고 감사합니다.

죽고만 싶던 강박증과 좌골신경통이
80일 만에 낫다

광주에서 박○기

맨발걷기라는 가히 혁명적인 운동을 만나게 된 건 참 뜻깊은 인연인 것 같습니다. 저는 무릎 통증과 허리디스크를 앓아왔습니다. 예전엔 밴드운동과 철봉으로 다스렸습니다만, 강박증과 좌골신경통은 괜찮아지질 않더군요. 그런데 맨발걷기를 했을 때 크게 효과를 봤습니다. 앞으로도 점점 더 좋아질 거라는 걸 서두에 말씀드립니다.

19년이란 오랜 시간을 회사에서 교대근무를 했습니다. 지금이야 새벽 1시 정도면 집에 도착해서 물 한 잔 마시며 한숨 돌리고 하루를 정리할 수 있지만, 불과 몇 년 전만 하더라도 저녁 8시 30분부터 아침 7시 30분까지 날을 꼬박 새야 하는 고되고 지겨운 일을 했었습니다.

밤에 일하고 낮에 잠을 자는 패턴이 반복되자 성격이 예민해졌고 잠을 제대로 잘 수 없었습니다. 쉴 시간이 있어도 1~3시간여만 자고 출근하기가 일상이었습니다.

15년 전쯤 결혼 문제와 여러 고민으로 스트레스가 극에 달한 상태에서 억지로 심한 웨이트트레이닝을 하다 몸에 무리가 생겼습니다. 공황장애와 화병에 우울증까지 걸려서 1년 반 정도 양방. 한방 다 써서 고친 기억이 있습니다.

서론이 너무 길었습니다. 맨발걷기와의 인연은 불과 90일쯤 전입니다. 2년여 이상 몸과 마음을 힘들게 하던 강박증과 그보다 오래된 무릎통증과 좌골신경통이 극에 달할 때쯤. 인터넷과 유튜브 검색으로 맨발걷기를 알게 되었습니다. 처음에는 이게 과연 될까 하고 반신반의 했더랬지요.

너무나 우울하여 죽으면 편해지려나 하는 이런 암울한 생각을 하루에도 수차례 했습니다. 맨발걷기를 처음 알고 7일쯤 되었을 무렵 집 뒷산을 오랜만에 가봤습니다. 비엔날레 광장 앞산만 가끔씩 가다가 무슨 인연으로 그랬는지 산책로를 따라 뒷산으로 가게 되었는데 제 눈앞에 또 다른 신세계가 펼쳐진 느낌이더군요.

입구에 들어서자마자 주위를 둘러보는데 100여 미터 정도 떨어진 곳에서 생활한복 비슷한 옷을 입고 계신 아주머니께서 맨발로 걷고 계시더라고요. 순간 1초의 망설임도 없이 신발을 벗게 되었습니다.

그때의 그 감촉과 느낌이란 이루 말할 수 없이 기분이 좋더군요. 마치 예전 시골에서 벼농사 짓기 전에 새물을 예쁘게 담아둔 차가운 논바닥에 들어간 느낌처럼 이루 말할 수 없이 기분이 좋고 황홀한 느낌이었습니다.

근무 중이나 외출 또는 가족여행 중에도 눈만 뜨면 하루 종일 지겹고 힘들게 했던 강박증은 숲길을 맨발로 3일 정도 걸었을 무렵 사라졌습니다. 머

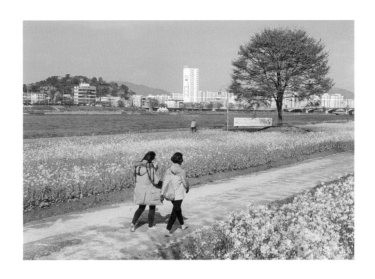

리가 너무나도 시원해진 느낌이 들며 강박의 생각이 확연하게 줄어들었죠. 하루 종일 묵직하고 멍한 느낌의 머리에 시원한 물과 바람이 들어가 내부를 씻겨준 느낌이랄까요.

그때 느꼈습니다. '아. 이거다. 내 심신은 건강해질 수 있겠구나' 확신에 찼습니다. 앓아온 게 몇 년인지 세기도 힘들었던 좌골신경통은 맨발걷기를 하고 한 달여가 지나자 점점 차도를 보이더니 고통이 줄어들고 점점 오래 걸을 수 있게 되었습니다. 300m도 못 걷던 제가 지금은 2시간을 쉬지 않고 걷고 뛰고 반복해서 2만 보 이상을 걸을 수 있게 되었습니다.

그 외 시력이 개선되고 이명이 사라졌습니다. 양치할 적마다 나던 잇몸출혈이 사라지고. 비염 증상이 좋아졌습니다. 또 약하게 치질 증상이 있었는데 완치되었습니다.

항생제를 5개월 복용하며 대장이 망가져서 기름진 음식을 조금 먹으면 배

가 아프고 설사를 했습니다. 맨발걷기를 하고 나니 대장도 좋아져서 지금
은 두 끼 연속 기름진 것을 먹어도 정상변이 나옵니다. 황금색이 참 보기
좋더라고요.

과거 강박증과 우울증을 치료하려고 매일 일광욕 30분 이상. 음악 듣기.
자연의 소리 듣기. 유산소 운동을 위해 2층 테라스에서 햇빛 보며 실내자
전거 1시간 타기 등을 했었습니다. 하지만 우울감은 조금 개선되고 강박증
이 조금 좋아지는 정도에 그쳤습니다.

그런데 맨발걷기를 3일간 하니 느낌이 좋아지기 시작했고. 지금은 80여 일
이 넘었는데 산에 가서 맨발이 되면 강박증상이 거의 생각이 안 나게 되었
습니다. 평상시엔 아주 조금 생각나려다 멈출 수 있게 되었습니다. 너무나
도 좋아져서 정말 살맛이 나네요.

두서없이 길게만 적었는데요. 맨발걷기와 삶을 같이하는 한. 심신의 건강을
크게 걱정할 이유가 없지 싶습니다.

무서운 갱년기 장애를
완벽 치유한 생명의 맨발걷기

2022년 6월 29일 일산에서 일○댁

저는 갱년기 증상이 정말 많았습니다. 늘 온몸을 두들겨맞은 듯이 아팠어요. 마치 몸살인 듯요. 그게 날마다 지속되다보니 이렇게까지 아픈 데도 살아야 하나 싶을 정도였어요. 나중에 알고 보니 근육이 빠지는 과정이라고 하네요.

불면증도 생겼지요. 하루 초저녁잠으로 2~3시간 겨우 자고 나면 밤을 꼬박 새웠습니다. 불면증이 심해지니 혈압약 복용 후 안정권이던 혈압이 계속 높아져서 170까지 올라갔어요. 족저근막염이 생겼어요. 근육이 없어지니 생긴 듯합니다.

장 트러블도 심해졌습니다. 평소 매운 라면. 매운 음식에만 반응했던 장트러블이 몸이 조금만 이상해도 설사를 반복적으로 했어요. 땀도 많이 나고 등이 뜨거워서 에어컨 밑에서 자다가 감기 걸리면 열이 올라요. 열이 나면 내과에 가서 수액도 맞았는데. 일반적인 감기증세랑 달라 갱년기 증세의 일종이라는 것이 확연히 느껴졌습니다.

화를 버럭버럭 잘 냈어요. 언성이 높아지고요. 지금 생각해보니 고통스럽던 그 무렵의 기억에 눈물이 나네요. 어떻게든 살아보려고 걷기를 시작했는데 걷고 나면 몸살이 오더라고요. 그러면 또 수액을 맞고 그러며 지냈습니다.

그러던 중 책을 좋아해서 도서관에 갔는데 박동창 회장님의 저서 『맨발로 걸어라』를 발견했습니다. 바로 구매해서 읽고 혼자서 곧바로 맨발걷기를 실천해보았어요. 가족들은 맨발로 걷는다고 미쳤냐고 했습니다.

처음 맨발로 흙을 접촉했던 일산 호수공원 정원 뜰을 지금도 잊을 수가 없어요. 낫고 싶고 살고 싶어 맨발로 하염없이 걸었던 그 첫날을요. 지금은 위에 언급해드렸던 모든 증상들이 거의 없어졌어요.

언제부터 저 많은 증상들이 시작되었는 지 궁금해하실 회원님들께 전합니다. 2020년 1월경부터 땀이 나고 몸이 뜨겁더니 온몸 아픔. 족저근막염. 장 트러블 등이 갑자기 동시다발적으로 생겼어요.

2021년 6월 28일경 도서관 신간 코너에서 박동창 회장님의 저서 『맨발로 걸어라』 책을 본 후 6월 30일에 구매해 책을 택배로 받고 나서 반나절 만에 전부 다 읽었습니다. 맨발걷기를 시작한 날은. 일부러 기억하기 좋으라고 2021년 7월 1일로 정했습니다.

오전에 호수공원. 전통공원에서 남들 모르게 이른 시간에 걸었어요. 점차 걷다보니 창피한 게 문제가 아니라는 생각이 들었고 다시 신발 벗고 호수공원 메타세콰이로 가서 본격적으로 걸었습니다.

그때 한 아주머니께서 발 씻는 곳을 알려주셔서 아하 의외로 여러 사람이 있구나 했죠. 그 후 동네 공원, 근교 산을 동생, 동생 친구들과 함께 맨발로 유람했습니다. 호수공원, 동네 흙길부터 고봉산, 심학산, 정발산까지 눈에 띄면 일단 맨발로 체험해보는 식이었죠. 특히 일산시 정발산은 일명, 저의 맨발성지가 되었습니다.

맨발 후 얼마가 지났을까? 위에 언급해드린 증상들이 하나씩 없어지며 좋아졌습니다. 예전 신발을 신고 걸을 때에는 오래 걸으면 종종 몸살을 앓았던 적이 있었는데, 맨발로 걷고부터는 그런 몸살 끼를 느낄 수가 없었습니다.

걸은 지 일주일 후부터는 불면증이 서서히 없어졌어요. 한 달 후부터는 장 트러블이 없어지고 배변이 정상으로 돌아왔어요. 4개월 후 족저근막염이 살짝 편안해지다가 7개월째 되니 다시 하이힐을 신고 다닐 정도로 발이 정상이 되었습니다.

그런데 중간 중간 평소에는 전혀 아프지 않던 곳들이 나타나기 시작했어요. 2년 전 교통사고로 뒤에서 받혀 등 쪽에 부상을 입었다가 나은 적이 있습니다. 그런데 맨발걷기를 시작한 후 그 위치에 통증이 다시 나타난 것이었어요.

또 기관지확장증과 천식을 앓다가 그런대로 조절을 하며 살았는데 맨발 걷기 후부터 증세가 나타났습니다. 디스크도 한번 앓았다가 80% 정도는 자리가 잡힌 줄 알았는데 그 부위도 다시 발 저림 증세로 나타났고 눈까지 침침해지는 등 생각지도 못했던 명현증상들이 이곳저곳 많이도 나타났었습니다. 하지만 그럴 때마다 병원도 다녀가며 맨발걷기를 하니 증세들이 곧바로 괜찮아지네요.

2021년도 여름 장마시즌부터 맨발걷기를 시작했기에 비가 올 때 맨발로 나가면 가족들이 절 보고 미쳤냐고 호되게 말리기도 했습니다. 하지만 저는 이미 맨발걷기의 묘미를 알고 있기에 우산 쓰고 무조건 맨발로 나갔어요. 특히 오랜만에 만난 친척, 친구들이 저를 보고 신수도 훤하고 목소리도 힘이 있어졌다며 신기해했습니다. 저는 그저 "오직 맨발이 살길이다!"라고 답해준 뒤 맨발로 걷고 또 걸으며 이 세상을 다 얻은 양, 건강하게 기쁘게 살아가고 있습니다. 언젠가는 가족, 친구들도 저의 맨발 위력의 영향으로 맨발걷기에 홀딱 반할 날이 올 것이라 믿고 있습니다.

7장

일상의
종합건강관리도
맨발이 해법

병치레 잦던 쌍둥이,
흙과 친숙해지며 면역력 상승

2019년 12월 27일 송○이네 가족

안녕하세요? 조금 언 땅에 맨발로 씩씩하게 서서 인사드리는 좋은 아침이에요. 이 글을 적는 오늘은 12월 27일 아이들의 방학식이 있는 날입니다. 두 달 넘는 방학을 앞두고, 지난 8월 말부터 시작한 맨발걷기의 효과를 되돌아보는 의미있는 시간을 갖게 되었습니다.

맨발걷기를 알게 된 건 저희 어머니가 조심스레 건네주신 '맨발걷기로 건강이 좋아지고 있다'는 이야기와 매일경제 신문에 실린 박동창 회장님의 기사 덕분이었습니다.

사실 2년 전쯤에도 맨발걷기가 아이 건강에 좋다는 걸 『기적의 유치원』 책에서 읽어 알고는 있었습니다. 그때 아이와 함께 관리가 잘 되어있는 모래터에 찾아가 맨발로 놀이를 하기도 했죠. 하지만 맨 흙에서 아이에게 상처라도 생길까, 혹 새똥, 고양이똥에 감염되면 어떡할까 싶은 노파심에 꾸준히 지속하지 않았습니다.

그런데 어머니가 맨발걷기를 추천해주셨을 땐 맨발걷기가 필요하다고 절실히 느꼈습니다. 올해 여름에 아이들이 수족구, 구내염 등 유행하는 병을 연달아 앓고 각자 폐렴, 축농증까지 앓았거든요. 건강한 상태로 회복되었지만 마음이 놓이질 않아, 저와 남편은 다른 아이들과의 접촉이 많은 곳으로는 차마 향하지도 못했습니다. 그 정도로 아이들의 건강이 염려되었습니다. 더운 여름에도 이렇게 약했는데 환절기는 또 어떻게 맞이해야 할까 싶은 생각에 값나가는 보약을 짓기도 했습니다. 그런데 아이들 둘 다 몇 가지 이유로 맞지 않아 복용을 거의 하지 못했지요. 아이들 아빠가 대신 그걸 거의 다 먹고 있던 참이었습니다. 결국 작년 추워질 무렵 11월, 12월에는 애들이 감기에 자주 걸려 어린이집 단체생활에 참여를 거의 못했습니다.

그런데 이제는 맨발 놀이를 거의 매일같이 하게 되었습니다. 마음 편하게 맨발로 있게 할 수 있는 곳이 도서관 정원이었기 때문에 두 시간씩 놀고 책을 읽어주는 일상이 이어졌습니다. 수돗가도 곳곳에 있고 모래놀이 도구도 비치되어 있어 천호도서관만 가면 휴가 온 듯한 좋은 경험을 할 수 있었어요. 보호자가 맨발로 있는 경우는 매우 보기 힘든데 저는 마음먹고 늘 맨발로 함께하며 동심으로 돌아가 흙의 감촉을 함께 느꼈습니다.
아이들도 실내놀이터에서 노는 것과는 다르게 한 두 시간씩 시간 가는 줄 모르게 집중해서 흙과 놀이도구를 갖고 맨발 놀이에 몰두했습니다. 비가 약간 뿌리는 여름날에도 우산을 쓰고 맨발로 놀았지요. 예전 같았으면 우산을 쓰고 맨발로 논다는 건 상상도 안 했을 텐데 그걸 저와 아이들은 하고 있었습니다. 그렇게 실컷 놀며 하루하루를 보냈습니다.

때로는 아이들 아빠와 친정 부모님 다 함께 남한산초등학교에서 맨발로 놀기도 하고 또 부모님과 근처 공원에서 맨발로 함께하는 날도 있었습니다. 주말이면 온가족이 인근 학교 운동장에서 맨발로 놀기도 했습니다.

이렇게 맨발의 나날이 쌓이면서 아이들이 드나들던 병원 문턱이 조금씩 멀어지기 시작했습니다. 문턱이 닳도록 소아과를 다닐 때는 병원에 자주 오지 않는 게 소원이었는데 그 소원이 점차 이루어지고 있었던 것입니다.
정말 간절한 마음이었기 때문에 맨발걷기. 맨발 놀이를 매일같이 하며 동참할 수 있었습니다. 맨발걷기를 자주 하고 있지는 않은 남편도 맨발걷기가 아이들 건강에 정말 도움이 된다고 이야기하게 되었지요.

이 편지를 쓰고 있는 12월 지금까지도 저는 맨발 마니아가 되어 흙 밟기를 멈추지 않고 있습니다. 아이는 제가 맨발걷기 하는 것에 관심을 보이며 '어디서 맨발 해?' 하고 묻기도 합니다. 얼마 전 온가족이 산자락을 같이 걸어갈 때도 저를 따라 맨발로 걷고 싶어했습니다.
아이에겐 이 추운 날 산길은 정말 차가울 것 같아 따뜻한 날 오후에 운동장에 데려가 잠깐씩 맨발 놀이를 했습니다. 양말을 신은 채 맨발로 있었는데도 춥다고 금방 신발을 신는 아이들 모습이 정말 사랑스러웠습니다. 아무렇지 않게 제가 맨발로 잘 다니니까 아이들도 해보고 싶은 마음이 들었던 것입니다.
아이들은 엄마의 모습을 계속 보고 있으니 제가 먼저 맨발로 씩씩하게 건강하게 지내야 하겠습니다. 봄날부터 다시 아이들과 맨발걷기를 할 계획을 잘 세워야지요.

요 근래 한 달 넘게 아이들이 맨발걷기를 거의 못했지만 그동안 키운 면역력 덕분에 소아과 약을 먹더라도 금방 이겨냅니다. 해열제, 항생제를 먹인 기억은 맨발걷기를 한참 한 이후로는 없었습니다.

저도 마찬가지입니다. 한때는 쌍둥이 낳고 제 면역력도 좋지 않아 성인이 쉽게 걸리지 않는다는 수족구도 아이들과 함께 걸리기도 했습니다. 근육도 잘 뭉쳐서 마사지를 해야 겨우 풀렸지요. 환절기에 아이들을 안고 야외활동을 좀 무리하게 했다 싶으면 편도염에 걸리는 등 여러 가지로 힘든 부분이 있었습니다.

그런데 맨발걷기를 하고 난 이후 점점 건강이 좋아지고 감기도 잘 걸리지 않고 마사지를 받고 싶은 생각도 들지 않습니다. 면역력이 높아지는 걸 스스로 느끼고 있습니다. 아이 낳고 힘들었던 부분들이 많이 없어지며 제 스스로 신체나이가 젊어졌다는 생각을 하고 있습니다. 정말 신기하고 놀라운 일입니다. 체형도 반듯하게 되는 경험은 맨발걷기의 보너스인 듯합니다.

아이들에게 약간 감기 기운이 있어 떠날까 고민했던 가을 소풍도 막상 떠나니 바람이 부는 와중에도 실컷 바닷가에서 맨발 놀이를 했던 추억이 됐습니다. 1박 2일을 보내고 오니 오히려 더 건강해진 아이들을 기억해봅니다. 보통은 감기기운이 있을 때 먼 길을 가면 돌아올 때 병원에 들렀던 게 관례인데. 그 공식이 깨진 것입니다. 흙에 발을 대고 있으면 걱정의 대상이 되던 것들이 반대로 희망적인 결과를 맞이하는 경험을 합니다.

쌍둥이를 키우며 생기는 육아고민으로 밤잠 못 이루는 날들도 있었는데 맨발걷기를 한 날엔 아이들도 저도 푹 단잠을 자니 잠의 효과로 하루를 밀도 있게 보내는 날들이 쌓이고 있습니다. 유치원 옆 공원에서 햇살을 받으며 서있는 지금도 희망을 품고 글을 쓰고 있습니다.

성탄절에 아버님을 뵙는데. 혈압 건강을 우려하셔서 못 드시는 것들이 있길래 맨발걷기를 세 번째로 자세히 권해드렸습니다. 추운 날 어떻게 할 수 있는지 궁금해하시더라고요. 제게 좋았던 경험이라서 주변 분들에게 알려드리고 싶은 마음이 커집니다.

유치원 친구 어머니들과 맨발걷기 이야기를 자주 나누기도 했습니다. 유치원에서도 학교에서도 아이들이 맨발로 뛰노는 그런 시간이 있으면 참 좋겠다는 바람이 있습니다. 우선 제 가족들과 함께 맨발걷기로 인한 좋은 희망의 기록들을 쌓아가다보면 꿈꾸는 일들이 따라오리라 생각합니다.

맨발걷기의 기적을 아시는 분들이 읽으시는 행복한 아침편지에 참여하게 된 건 참 기적 같은 일입니다. 맨발을 보고 질겁하는 일반인들의 마음도 잘 알기에. 동기부여가 되는 아침편지가 올라오는 카톡 대화창이 제게는 힘이 많이 되고 있거든요. 제 이야기를 공감하며 끝까지 읽어주셔서 감사드립니다.

맨발걷기는 희망이요
확실한 노후준비입니다

2023년 1월 5일 은평구 80세 마중물

저는 1944년생으로 부잣집 7남매의 장남으로 태어났지만 어릴 때부터 약골이었습니다. 튼튼하게 기르시려는 부모님 은혜로 보약을 먹으며 자랐지요. 젊을 때부터 부정맥이 심했고 늘 골골했습니다. 결혼한 후 키가 자랄 정도였습니다.

일찍 가업을 맡아 몸을 돌보지 못하고 지냈어요. 아들들을 성가시키고 나니 체력이 바닥이었죠. 아내는 50대에 과로로 풍을 맞아 6개월을 누워지내기도 했습니다.

나이 들고 생업이 안정되자 자연스레 건강에 관심을 갖게 되었습니다. 호기심 많은 제가 맨발걷기 책을 만났지요. 뭐든 열심히 하는 편입니다. 곧바로 느낌이 왔습니다. 컨디션이 좋아짐을 느끼며 잠을 잘 자게 되었고요. 다리에 쥐가 나는 것, 임플란트 후유증, 잇몸질환까지 다 나았습니다. 주치의로 알고 지내는 동네 병원에 가면 초음파로 심장박동과 혈행 상태를 보는

데 심하던 심방세동이 없어졌습니다.

저는 8년 전 뇌경색으로 쓰러졌었고 6년 전에 위암으로 위를 적출해냈고 응급실에 여러 번 실려가곤 했습니다. 맨발로 걸은 이후로는 전체적으로 체력이 좋아지고 무엇보다 희망을 갖게 되었습니다. 아내는 접지 생활만으로 다리 붓기가 낫고 건강이 크게 호전되었습니다. 아 이젠 응급실 요양원 걱정은 없겠구나! 우리 내외 해로할 수 있겠구나ㅎㅎ.

젊을 때 70kg대에서 55kg으로 줄었습니다. 무슨 힘이 있겠습니까. 하지만 달고 살던 감기. 꽃가루. 알레르기 비염 등 잔병은 없어졌습니다. 인증샷에 사진을 2장씩 올리던 어느 날 1년 전 사진을 보자는 부회장님의 부탁이 있었습니다. 비교해본 저도 놀랐습니다. 젊어졌어요.

탈모에서 회복된 막내아들의 이야기도 극적입니다. 세곡동 사는데 아비보다 먼저 대모산 맨발걷기와 회장님을 알았고 틈나는 대로 맨발걷기를 하고 노력한 응답이지요. 확실한 것은 지금보다 더 나빠지지는 않는다는 것입니다. 병원에 갈 일도 없고 어디 어디 아팠는지 다 잊고 지냅니다. 청력 저하. 허리 아픈 것. 전립선 비대증 등이 좋아지기를 기대합니다.

수많은 치유사례를 보아도. 나 자신이 지난 15개월간 직접 겪은 체험을 통해서도 맨발걷기의 효과는 확실합니다. 그리고 그런 확실함이 자신감을 갖고 열심을 내게 합니다. 교회 친구들과 집안 형제들. 아들. 손주들에게 아침마다 인증샷을 보내며 맨발걷기의 증인으로 살고 있습니다. 또한 그들에게 침대시트 등 접지제품을 주며 경험하게 하고 있습니다. 심장 루프시술을 받은 아들과 동생도 잘 따라서 맨발걷기를 하고 있습니다.

심혈관 질환에 약점이 많은 집안 내력에 대비를 하는 셈입니다. 맨발걷기는 항생제, 감기약, 진통제가 아닙니다. 보약이라 할까요? 무너진 건강을 바로잡는 건강법입니다. 단언컨대, 맨발걷기와 접지를 모르면서 건강을 자신하는 것은 헛된 자신감이고 언제고 심혈관 질환과 암에 노출될 위험을 지고 사는 것입니다. 온힘을 다해 맨발걷기를 실천하고 이웃들에게 전해야 합니다.

저희 사무실 옆에 부릉 배달오토바이 사장이 머리를 박박 밀었더군요. 그래서 물어보니 항암 27회! 제가 만든 접지용품을 주고 권했습니다. 곧바로 밥이 꿀맛이고 잠을 잘 자는 등 체력이 날로 좋아진다며 의사가 백혈구 수치가 크게 호전되었다며 놀랐다고 하네요.

불쌍한 사람을 보면 측은지심이 발동해서 안타깝습니다. 산에서 만난 동네 어른들 중 여럿에게 맨발걷기를 전하고 신나게 했습니다. 토요일이면 저희 사무실에 모여 짜장면 파티를 합니다. 희망을 본 거죠.

기회가 되면 접지용품을 300명 가까이 주곤 했는데 그 중에는 어깨, 허리 통증이 접지 숙면 하루 만에 낫고 수족 냉증으로 고생하던 교우님도 다음날부터 따뜻해졌다고 좋아합니다. 불면증으로 애쓰던 세탁소 아주머님도 꿀잠 잔다며 팬이 되셨습니다.

우리는 확실한 처방을 갖고 있는 셈입니다. 한 사람을 맨발인으로 만들면 그 집안을 구하는 겁니다. 여러분! 맨발걷기를 생활화하시고 확실한 루틴으로 굳혀야 합니다.

아. 작년부터 시작하신 후원금에 힘을 냅시다. 회장님의 책 인세며 강연료 등 쾌척하시고 희생적으로 애를 쓰시는 데 감사드립니다. 돈이 있어야 일합니다. 이 일에서 돈을 버는 사람이 있다면 스타트업도 투자자도 있었겠지만요.

성공할 수 있을까? 처음에는 회의적이었습니다. 지금은 픽션이 팩트를 이기지 못하는 세상입니다. 매스미디어가 아니더라도 모이고 모이다 보면 세상을 변화시키는 동력이 될 수도 있다고 봅니다. 우리들의 수고가 열매를 거두기까지 분발합시다.

대통령실을 움직일 수는 없을까요? 맨발걷기를 온 국민이 알고 실천한다면 국력이 신장되고 건강보험 재정에도 큰 도움이 될 겁니다. 국력은 곧 국민의 건강으로 좌지우지하는 법. 대통령실까지 맨발걷기와 접지의 삶 소식이 전해지길 소원합니다. 감사합니다.

숲길 맨발걷기는 완전 건강으로의 초대!

2019년 2월 13일 과천에서 전○숙

세계보건기구는 2012년 "2020년이면 전 세계 사망률의 3분의 2가 만성질환과 관련될 것이다"라고 발표했습니다.

만성질환이란 적어도 3개월 이상 지속하는 질병을 말합니다. 원인은 매일의 생활 속에서 생명체에 가해지는 부정적인 고통과 생활방식 및 요소들이라고 합니다. 냉소적 적대감, 시기, 질투, 이기심, 두려움, 불안, 분노, 절망 등과 같은 부정적인 생각들과 감성은 뇌세포뿐 아니라 말초신경, 심장, 소화기, 면역, 뼈에 질병이 걸리게 한답니다. 그렇기에 만성질환은 생활습관병이라고도 불립니다.

저는 위의 인자들 중 몇 가지 원인으로 만성질환에 걸린 환자였습니다. 소화불량, 허리디스크 증세로 조금만 무거운 걸 들거나 무리하면 심한 허리통증으로 한 달 가까이 꼼짝 못 할 때도 많았습니다.

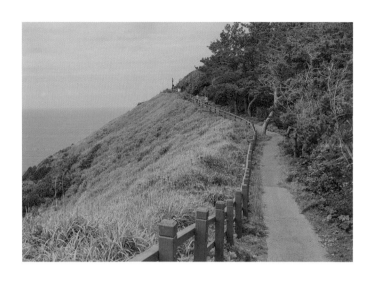

남편의 사업상 문제들로 스트레스와 불안. 우울증까지 있었습니다. 약골
이다 보니 여기저기 자주 아팠습니다. 이석증이 와서 1년여를 힘들게 지내
기도 했습니다.

생활방식 및 습관의 변화를 맨발걷기로 시작했습니다. 삶의 우선순위 중
에서 예배가 제 삶의 1순위이고 맨발걷기가 2순위입니다. 부정은 긍정으
로. 긍정은 더 은혜로운 열매로. 감사로. 기쁨으로 마음도 변화를 일으켰
습니다.
자연 속에 들어가 자연과 대화하며 파란 하늘에 기뻐하고 스치는 바람과
악수하고 반가워하며 지냈습니다. 맨발에 전해오는 돌과 흙의 감미로움과
정겨움은 내게 무안한 평화와 행복을 줍니다.

제가 걷기도 하고 운동도 조금씩 했었지만 큰 효과는 못 느끼고 있었는데. 맨발로 걸으면서 건강에 확신이 들기 시작했습니다. 지금은 허리통증도 거의 없으며 소화도 잘됩니다. 식생활도 건강한 웰빙 생활방식으로 바꿔나갔습니다.

변화된 내 유전자에. 내 몸에 재생 프로그램이 새롭게 작동함을 맨발걷기를 할 때마다 느끼고 있습니다. 회장님 감사합니다. 맨발 가족 모두 소중하고 사랑합니다. 감사합니다.

맨발걷기로 인한
건강한 삶의 향유를 타인들에게도!

2019년 11월 13일 하남시에서 주○철

맨발걷기를 알게 된 후부터 건강한 삶을 혼자 누리기 아까워 맨발걷기 확산을 위해 봉사로 돕고 싶은 사람입니다. 저는 대모산 맨발걷기에 거의 매주 참여해 행복을 곱하기로 즐기고 있는 하남시 거주 주○철입니다.

10여 년 전 저는 운동화를 신고 헉헉대며 검단산을 오르고 있었습니다. 웬두 여자 분이 신발을 벗고 화기애애한 모습으로 담소하며 오르는 모습을 봤는데 어찌나 선명하게 들어오던지. 저도 그때 그 시간부터 신발을 벗고 맨발로 산을 오르기 시작했습니다.

그 무렵 검단산 산길 흙도 그리 거칠지 않았고. 덥지도 않고 거기다가 답답했던 발도 시원하니 천국이 따로 없다 생각했습니다. 저는 누가 권장하지도 않았는데 저 스스로 두껍고 거추장스러운 운동화 양말을 벗어들고 산을 오르게 된 것입니다.

그날은 내 생애 그동안 한 번도 느껴보지 못했던 자유와 시원함을 느낀 날이었습니다. 그렇게 산에 오르고 있는 제 자신을 바라보자 '와 나는 새로운 세상을 발견한 사람이 되었구나!' 하며 스스로 감탄도 했습니다.

어느 날 대모산에 와보니 중턱에 맨발걷기숲길힐링스쿨 현수막이 걸려있었습니다. 제 눈에 얼마나 크게 띄어 반가웠는지 그 다음 토요일부터 특별한 사정이 없는 한, 열심히 참석을 했습니다.

그렇게 벌써 10여 년이 되었는데 삶이 살맛이 나니 매일 날아다닐 것 같았습니다. 원래 산을 좋아하기도 해 때론 건강을 위해 힘겹게 산을 오르던 날도 있었습니다. 하지만 신발을 벗어던져버린 그날 이후로는 산을 오를 때 자유와 행복을 만끽해왔습니다.

제가 맨발걷기의 이점을 확실히 느끼다보니 주변 사람들에 맨발걷기를 전하는 데도 막힘이 없었습니다. 저희 자녀에게 용돈을 푸짐히 주어 맨발로 산에 데려가기도 했고 친구들을 설득해 맨발걷기 홍보에 열을 올려봤습니다.

하지만 저처럼 큰 매력을 못 느꼈는지 하는 둥 마는 둥 열심히 하는 사람은 없었습니다. 그런 저의 가족이나 친구들을 보면 안타까운 마음이 참 많이 들었습니다. 저는 맨발걷기를 10여 년 전부터 꾸준히 하고 있기에 일 잘하고 밥 잘 먹고 잠 잘 자고 지냅니다. 신체 건강에 대해서는 특별히 불편한 게 없이 잘 지내고 있음이 다 맨발걷기 운동이었음을 100% 시인합니다.

혼자 외롭게 맨발운동 하다가 대모산에서 다양한 분들도 만나 뵙고 또 번개팅도 자주 갖게 되었습니다. 신발 신고 다니는 친구들과 등산하는 것보다 훨씬 재밌고 좋습니다. 화제도 같고 무엇보다 치유가 잘 되어가고 계신 회원들을 뵐 때마다 기분이 좋거든요.

회장님의 헌신적이신 모습을 뵐 때마다 무슨 일이라도 도와드려 맨발걷기 확산에 소임을 다해야겠다는 소명의식을 갖습니다. 대한민국 모든 국민이 건강의 지름길을 만나도록 봉사를 통해 보람을 느끼며 살아가고 싶습니다.

대안학교의 맨발 치유경험이
전국 학교에도 전파되기를

2023년 1월 8일 판교에서 이소윤

제가 대안학교 교사로서 경험한 사례를 소개하겠습니다. 맨발걷기를 하면서 박동창 회장님 강의로 접지. 지압에 대한 원리를 이해하게 되었습니다. 더불어 몸과 마음에 회복을 몸소 체험하면서 많은 사람들이 맨발걷기를 통해 저와 같은 회복을 경험했으면 하는 소망이 생겨. 판교 맨발걷기 모임 지기를 맡고 있습니다.

또 저는 대안교육 1세대로 20대 초부터 초등대안학교 교사를 했습니다. 자연친화적이고 근원적이고 근본적인 교육의 현장에 있으면서. 병원에서 정서질환 진단을 받은 아이들과 몸과 마음에 치유와 성장이 필요한 아이들의 치유사례를 목도하였습니다. 그렇게 마흔이 될 때까지 아이들의 다양한 현대 질환을 곁에서 지켜보며 교사로서 치유를 돕고 가르치고 연구했습니다.

저는 주로 심리서적을 통해 아이들의 회복을 도왔는데. 박동창 회장님의

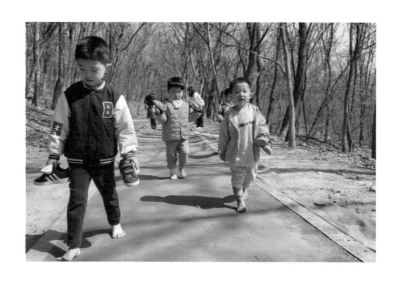

맨발걷기 관련 강의를 들으며, 제가 만나왔던 아이들의 치유사례를, 흙과의 접지로 설명할 수 있다는 큰 깨달음을 얻었습니다.

제가 있던 초등대안학교는 파주의, 계곡 물가에 가재가 사는 청정계곡 앞에 있습니다. 거기서 주택 두 채를 구해 앞마당은 온통 흙과 수도시설로 꾸려놓았습니다. 아이들은 국어, 수학 시간을 제외하고는 아침부터 해가 질 때까지 손으로 흙을 만지며 놀았습니다. 땅과 연결된 수도관의 수돗물과 흙으로 성과 마을을 짓고 뒷산 계곡에서 발을 담그고 가재를 잡고 놓아주곤 하며 자연에 파묻혀 지냈습니다. 흙과 물에 접지하고 있었던 겁니다.

많은 아이들이 틱, ADHD(주의력 결핍, 과잉행동 장애), 말더듬, 발달지연, 불안, 사회성 장애, 학습능력 장애를 앓고 있었습니다. 그런데 이러한 자연친화적 환경에서 놀고먹으며 지내자 아이들의 건강 및 성장속도는 너무나 탁월하게 좋아졌습니다.

일반 학교에서는 아이들이 책상 앞에 앉아서 공부만 하고 있기에 놀이시간이 턱없이 부족합니다. 그렇기에 위와 같은 병들을 앓았던 것이지요. 그런 아이들이 자연 속에서 다양한 자극을 받고 창의적인 공동체 놀이를 하며 지내자 빠른 속도로 회복이 된 겁니다.

그때까지도 저는 이러한 치유 현상을 놀이치료의 효과라 결론을 내고 있었습니다. 그런데 이제야 아이들이 접지와 지압원리를 통해 치유된 것임을 깨닫게 되었습니다. 하루에 오랜 시간 지구의 땅과 물에 접지되어 아이들이 회복된 것이라는 사실을 깨닫게 된 것이지요. 이에 저는 가슴이 벅차올라 이 놀라운 소식이 하루빨리 세상에 전해지길 학수고대하게 되었습니다. 저는 그때만큼 급진적으로 아이들의 몸과 마음 건강이 빠르게 회복·성장한 것을 본 적이 없었습니다. 지금에서야 땅과의 접지가 그 이유란 걸 깨달아 기쁜 마음에 이 소식을 나눕니다.

어릴 때부터 접지를 생활화하고 접지원리를 삶에 적용하여 살면, 아이들의 발달과 성장에 긍정적인 영향을 끼칠 것을 제 사례를 통해 발견해 독자 여러분과 나눕니다. 감사합니다.

일상의 생활방식을
맨발걷기 우재패키지로 리셋하라

2021년 10월 6일 전주에서 우재

맨발걷기 회원 여러분! 이 글은 지난 1년 동안 진행한 맨발걷기 '실천'과 그 '변화'에 대한 내용입니다. 이 글을 읽기 전에 『맨발로 걸어라』(박동창 지음. 국일미디어 발행)의 '맨발걷기. 내 인생의 게임체인저'를 먼저 읽어주시면 감사하겠습니다. 왜냐하면 이 글은 위 글의 연장선상에 있기 때문입니다.

'맨발걷기. 내 인생의 게임체인저'를 쓸 때만 해도 무서운 질병에 대한 걱정이 그리 크지 않았습니다. 그런데 그 이후 주변 사람들에게 들이닥친 공포의 질병들이 심상치 않았습니다.

친한 동창생이며 평생 체육관에서 몸을 단련시킨 보디빌더 선수가 70세에 갑자기 세상을 떴습니다. 충격이 매우 컸습니다. 평생 테니스를 즐겼던 또 다른 지인 역시 70세에 췌장암에 걸려. 한 달 만에 고인이 되었습니다. 은퇴 후 매일 밭에 가서 농사일을 하던 사람도 췌장암으로 고인이 되거나 치매에 걸린 모습을 봤습니다.

가까운 사람 3명이 1년 사이에 위암, 폐암 등으로 저세상에 갔습니다. 61세, 65세, 70세입니다. 담배도 술도 안 했던 사람들입니다. 등산 마니아도 예외가 없었습니다. 많은 비극들이 주변에서 일어나고 있는데, 주로 50~70대 초반까지의 사람들에게 자주 일어나는 걸 목격했습니다.

사망까지 가지는 않는 이들로 비극의 동심원을 넓혀보면 그 숫자는 셀 수도 없습니다. 장루를 달기도 하고 각종 암으로 수술을 하거나 뇌출혈로 쓰러지기도 합니다. 모두 끔찍한 비극들입니다. 그 전에 보지 못했던 상황들이 이제 보이기 시작했습니다. 이런 상황의 목도가 어찌 저 혼자만의 것이겠습니까!

위 사례들을 종합하여 분석해보면 담배와 술을 안 해도 암은 걸리고, 흙을 다루는 밭일을 해도, 체육관과 운동장에서 운동을 열심히 해도, 더 나아가 등산을 열심히 해도 질병에 걸립니다.

신발을 신어 땅과의 접지가 차단되면 비극을 막을 수가 없다는 것입니다. 명백하게 증명되는 사례들입니다.

사안이 너무나도 위중하고 간단치 않아 보였습니다. 나에게도 저런 비극이 일어나지 않는다는 보장이 없다고 생각했습니다. 왜냐하면 내가 살아온 지난날들을 반추해볼 때 너무나도 몸을 혹사시켰기 때문입니다.

한때는 잠을 쫓기 위해 각성제까지 복용하면서 연구했던 적도 있습니다. 학위를 마치고 나니 손톱이 10개나 빠져있었지요. 연구실에서 귀가하면 새벽 2시가 넘었고 저술하다 쓰러져 눈을 떠보니 병원이었던 적도 있습니다. 힘든 겸보직으로 밤잠을 설치며 공무에 몰입했던 시절이었습니다. 대학평가를 받는 날 저녁 만찬장으로 가는 도중 갑자기 차에서 쓰러졌습니다. 다행히 병원으로 실려갔고 용케도 살아났습니다.

몇 기지 적어봤지만 회싱 해보니 건강 측면에서 참으로 부모한 정춘시절을 보냈습니다. 요약하면 수면부족과 휴식이 없는 상태에서 과로를 하며 몸을 혹사시킨 것입니다.

그 결과가 '맨발걷기. 내 인생의 게임체인저'에 나와 있는 그대로입니다. 크게 반성했습니다. 오히려 그런 극한의 생활들을 용케도 견뎌낸 몸이 신기할 정도였습니다.

이제 위에서 언급한 주변인들의 비극이 나에게 닥치지 않게 하기 위해 어떻게 해야 하는지를 고민했습니다. 맨발걷기를 알게 되어 인터넷카페를 들여다보면서 공부했습니다. 그러면서 단순히 맨발걷기를 하는 것뿐 아니라 삶의 일대 전환이 필요하다고 판단했습니다. 이제부터는 그렇게 살지 않기로 다짐했습니다.

그래서 하루일과와 생활방식의 리셋(Reset)을 단행했습니다. 일명 '맨발걷기 우재패키지(이하 우재패키지)' 표준형을 만들어서 루틴화하여 매일 무조건 지켰습니다. 우재패키지 전력질주. 그 결과는 신이 내린다!

'우재패키지'는 다음과 같습니다. '우재패키지'는 수면에 7시간을 확실히 확보합니다. 잠은 접지용품을 뒤덮고 잡니다. 집안에도 접지용품을 설치하여

24시간 접지가 가능하도록 했습니다.

침대에는 퀸사이즈 시트와 보조로 하프시트, 베개커버, 페이셜마스크, 복부밴드 등을 달아놓습니다. 또한 흉부&어깨 접지셔츠, 접지파자마 등을 침대에 비치했습니다(각각의 방에도 침대시트와 베개커버가 장치되어 가족들이 사용합니다).

그리고 안방, 서재, 식탁, 거실 소파, 드레스룸, 화장실 등등 곳곳에 동망접지패드 10개를 깔아놓습니다. 욕조에는 접지케이블을 내장시켜놓고 거기에 지압매트를 깔아놓았습니다.

하루 일과는 다음과 같습니다. 5시에 기상하면 욕조에 들어갑니다. 따뜻한 물을 채워 30분 동안 음악과 함께 지압, 티바(T-bar)를 이용해 어깨 스트레칭, 아령을 하며 하루일과를 준비합니다.

조식 후 산으로 갑니다. 맨발로 걸을 장소가 여의치 않아 인근 산의 편백나무숲 밑에 약 10m 정도의 장소를 확보했습니다. 전도율을 높이기 위해 소금을 뿌리고 물도 뿌리고 매일 싸리비로 쓸고 애정을 쏟아부었습니다. 그곳에서 오전 2시간 동안 음악과 함께 셔틀로 뛰다가 걷다가 합니다. 오전 맨발이 끝납니다.

이후 평생 같이 가자고 도원결의한 친구와 점심을 먹고, 시내 공원에 또 하나 확보하여 만든 약 10m 정도의 맨발걷기 장소로 갑니다. 그곳에서 친구와 함께 맨발운동을 합니다.

귀가하여 석식을 마치고 다시 학교 운동장으로 나가 1시간 30분 동안 맨발운동을 합니다. 이렇게 하면 하루에 총 5시간 동안 맨발운동을 하게 됩니다. 다시 귀가 후 욕조 속 지압판 위에 섭니다. 접지된 욕조에서 지압을 하며 하루의 운동을 마칩니다.

이제 침대생활모드로 전환됩니다. 침대에는 접지용품이 퀸사이즈로 넉넉하게 깔려있기 때문에 접지셔츠와 접지파자마를 입뇌 접지선에 고정하지는 않습니다. 그래야 화장실 출입 등이 원활하고 편합니다. 침대의 접지 장치들을 이렇게 해놓으니 땅을 파고 잠을 자는 거나 같다고 생각합니다. 침대모드로 진입할 때는 먼저 접지테스터기로 모두 파란불이 들어오는지 확인합니다. 접지테스트가 완료되면 행복한 시간이 시작됩니다.
기상 후부터 집안활동을 할 때는 언제나 동망접지패드 위에서 합니다. '접지생활 최대화. 비접지 시간 최소화'를 원칙으로 생활합니다.

그러면 '우재패키지' 실천 후 현재 몸상태는 어떠한가? 중요한 대목입니다. 이를 말씀드리기 위해 글줄을 길게 끌고 내려왔습니다. 요약하면 저의 현재의 몸상태는 평화롭다. 마음도 평화롭다. 몸속의 전쟁이 종결되고 평화가 찾아왔다.
맨발 시작일인 2020년 10월 10일 이전의 몸상태는 『맨발로 걸어라』 책에 적은 바 있습니다. 그런데 그런 증상들이 흔적도 없이 사라졌습니다. 1년 후인 지금과 비교할 때 상전벽해의 변화들입니다. 변화된 것들을 적어보니 총콜레스테롤이 208에서 188로 내려온 것을 비롯하여 모두 20가지 정도입니다. 그 중에서 지면관계상 세 개 만을 추려서 좀 더 구체적으로 적어보겠습니다.

첫째로 추위와 감기문제를 엮어서 서술합니다. 추위를 탔던 몸이 그 상태를 벗어났습니다. 활발한 혈액순환으로 발바닥부터 후끈거리고 깨끗한 혈액이 온몸으로 돌면서 몸이 어떤 전쟁도 할 수 있는 최적의 상태를 유지하고 있습니다.

그러다보니 감기도 들어오지를 못하더군요. 사실 지난 겨울 독감백신접종을 안 했습니다. 그래서인지 지난 겨울동안 다섯 번 정도 감기에 걸릴 번한 적이 있었는데. 그때마다 몸이 알아서 막아내는 체험을 했습니다. 아무런 조치를 안 했는데도 몸이 알아서 막아내는 것을 보면서 신기했습니다.

또 과거에는 나이가 들었기 때문인지 밤에 추워서 수면양말을 신고 잤습니다. 그러고도 잠을 자다 오한이 일어나 위험한 상태를 맞이하기도 했습니다. 오한도 가벼운 것이 아니라 어떻게 할 수조차 없는 극심한 오한이었습니다. 이거 심각한 상태로 진입할 수도 있겠다 싶은 단계까지 가기도 했습니다.

그런데 맨발걷기와 접지생활 1년이 지난 지금은 어떤 상황인가? 이제는 어떤 얇은 양말이라도 신으면 답답해서 잠을 잘 수가 없습니다. 수면 중 식은땀이 나는 것도 없어졌습니다. 오한도 없어졌습니다. 쥐나는 것도 없어졌습니다. 쉽게 잠들고 깊은 잠을 잡니다. 그리고 새벽에 건강하게 일어납니다.

추위를 이겨내고 쾌적한 몸상태로 변화됐습니다. 이쯤 되면 맨발걷기와 접지는 체질을 바꾼다. 체험상 이런 결론에 도달합니다. 회원 여러분. 맨발걷기와 24시간 접지생활 체제가 아니라면 그 무엇으로 몸을 이렇게 건강하게 변화시킬 수 있을까요?

두 번째로 알레르기성 호흡기질환(기침) 문제를 서술합니다. 저에게 이 문제는 주로 늦가을 또는 겨울 초입 어느 날 찬바람이 불기 시작하면 추위와 함께 찾아와 다음해 4~5월에 떠나는 골치 아픈 불청객이었습니다. 어린시절부터 평생을 괴롭혔던 증상이 100% 치유됐습니다.

병원에서 정밀검사도 해보았지만 천식이 아니라는 결과가 나와 며칠분 약만 처방받고 별다른 조치를 안 해줍니다. 아마 평소에는 멀쩡하고 또 추위 때문에 나타나도 가래가 없는 약하고 마른기침이라 그런 것 같습니다.

그런데 직업상 강의. 학술 발표. 방송 출연. 패널 토론 등이 잦았던 저에겐 여간 골치 아픈 것이 아니었습니다.

이 알레르기 기침이 추위와 감기 그리고 후술할 역류성식도염과 결합하면 무서운 세력으로 돌변하기도 합니다.

의사도 딱히 해결책을 제시하지 못한 이 증상을 해결하기 위해 많은 노력을 했습니다. 병원에 요청하여 흡입제를 처방받아 사용했지만 100% 치유가 안 됐습니다. 근본치료가 안 됐다는 뜻입니다.

그런데 맨발걷기 후 기침이 완전히 멈췄습니다. 어린시절부터 시작했으니 적어도 60년이 넘는 시간 동안 고질적으로 앓아온 증상인데 100% 치유가 달성됐습니다. 근본치료가 기적같이 일어났습니다. 지금은 기침 증상이 1도 없습니다.

그동안 참으로 불편했던 증상이 흔적도 없이 사라졌습니다. 참으로 신기한 일입니다. 기가 막힌 일입니다. 이런 일이 일어날 줄이야! 평소엔 멀쩡하여 남들은 알지 못했던, 평생 동안의 골칫거리가 이렇게 끝나다니! 노래를 부르고 춤을 출 일입니다.

평생 동안 정직하게, 깨어있는 정신으로, 무엇이 진리인가를 탐구하며 살아온 결과, 맨발걷기를 찾아냈고 이런 축복이 왔습니다. 심지어 이 증상은 한의원을 하셨던 저의 조부께서도 앓으셨던 것이었습니다. 맨발걷기는 DNA도 바꿀 수 있다. 제 결론이고 확신입니다.

세 번째로 위염(역류성식도염 포함) 문제를 서술합니다. 저는 평생 동안, 특히 나이 들어 위염 문제로 고생했습니다. 직업상 잠을 설치며 연구. 저술. 논문 작성 등등의 작업들을 하다보니 소화가 너무 힘이 들었어요. 심할 때는 상당 기간 죽을 먹기도 했습니다.
또한 식사때가 돼도 시장끼를 느끼지 못했습니다. 식사는 하루 두 끼 조금씩 정도가 적정량이었습니다. 많은 일을 하는 사람에게 그런 식사는 분명히 부족한 영양공급입니다.

그런데 맨발걷기를 시작한 지 7개월쯤 됐을 때입니다. 이게 웬일입니까? 위염 증상이 사라졌습니다. 늘 무겁던 위가 시원해졌습니다. 위염 자각증상이 없어졌습니다. 내시경은 안 했지만 100% 치유됐다고 조심스럽지만 확신합니다.
지금은 하루 세끼를 잘 먹고 소화를 잘 시킵니다. 지금은 식간에 공복감을 느낍니다. 식사 전에 전에는 없던 시장기를 느낍니다. 이때 장수유전자가 발동한다고 하는데 참으로 기분이 좋습니다. 세상에 이런 일이 일어나다니요! 최소 40년 이상된 증상이 뿌리째 뽑혀나가고 완전히 치유됐습니다.

이 문제를 해결하기 위해 그동안 일본의 서식건강법. 미국의 폴씨브래그건강법. 단식건강법. 뉴스타트건강법. 기타 등등을 진지하게 다 해봤습니다. 제반 증상들의 뿌리를 뽑겠다고 1년 중 여름철에 한 달씩 단식을 하기도 했습니다. 10년간 단식원이 아닌 집에서 가혹할 정도로 단행했습니다. 단식을 하면서도 본직과 보직을 정상적으로 수행하는 저의 모습을 본 동료들은 혀를 내두르기도 했습니다. 성당의 신부님은 이 혹서기에 큰일 난다고 단식을 풀으라고 요청하시기도 했습니다. 그럼에도 불구하고 저는 독한 마음으로 단식을 진행했습니다. 그만큼 죽기를 각오하고 철저히 했다는 뜻입니다.

그런데 결과는 모두 무위로 끝났습니다. 물론 앞의 건강법들 자체가 틀렸다고 말하지 않겠습니다. 좋은 건강법들이지만 저에겐 솔루션(Solution)이 아니었습니다.

위염에 특효가 있다는 보조식품 세 가지(제품명 생략)도 해외직구를 통해 구입하여. 오랜 기간 하루 3번 조식. 중식. 석식 후에 교차하여 복용해봤습니다. 결론은 이 또한 해결책이 아니었습니다. 병원에서 처방 받은 약도 소용이 없었습니다.

그런데 맨발걷기로 단시간에 이렇게 시원하게 건위가 돌아왔습니다. 내 인생 여정에 이런 일이 일어나다니! 축복입니다. 이 증상은 부친에게서 내려온 것으로 알고 있습니다. 그렇다면 이 증상의 치유 역시 '맨발걷기는 DNA를 바꿀 수 있다'는 결론에 도달합니다.

회원 여러분. 지난 1년간의 실천으로 증명한 사람으로서 단언합니다. 박동창 회장님께서 전개하시는 학술적 내용은 진리입니다. 확실한 팩트입니다. 맨발걷기는 'One of them(여럿 중 하나)'. 즉 여러 가지 건강법들 중의 하나가 아닙니다. 'The only(오직 하나)'입니다. 유일한 건강법입니다. 혁명적인 건강법입니다. 게임체인저 건강법입니다.

문제는 실천입니다. 적당히 해도 효과가 없는 것은 아니지만 크게 얻으려면 철저히. 가능한 한 많이 해야 합니다. 즉 다다익선이 답입니다.

위에 제시한 우재패키지는 맨발걷기와 접지를 흔들림없이 실천하기 위한 자기암시(Autosuggestion)적인 디바이스(Device)입니다. 하루 식후 3번. 총 5시간의 맨발운동 시간 확보 및 24시간 접지체제 유지를 실천한 결과는. 체질과 DNA를 바꾸어 건강체질로 거듭나게 만드는 것이었습니다. 흔들림 없이 맨발질주! 그것만이 정답입니다.

여기서 중요한 것을 첨언합니다. 오로지 맨발걷기만을 믿어 식생활에 소홀해지면 안 된다는 것입니다. 예를 들겠습니다. 기침이 완전히 멈추어 안심했는데 어느 날 재발을 했습니다. 무엇이 문제인가?

분석 끝에 땅콩을 지목했습니다. 땅콩을 끊으니 며칠 후 다시 기침이 완전히 멈췄습니다. 저에게 땅콩 알레르기가 있었던 겁니다.

소화력 문제도 그렇습니다. 기름기 있는 음식이나 과식은 소화를 크게 방해합니다. 담백한 식사로 소식을 하면 위가 방긋방긋 웃으며 일하는 것을 느낍니다. 이것이 제시하는 바는 맨발걷기에 식이요법을 꼭 병행해야 한다는 것입니다.

또한 숙면 7시간을 반드시 확보해야 합니다. 깨끗하고 담백한 소식과 함께. 충분한 수면 시간 확보. 맨발운동 5시간 확보. 24시간 접지체제 생활만 철저히 믿고 유지한다면 그 어떤 병도 치유되고 또 사전에 예방할 수 있다. 저의 결론입니다.

지금까지 서술한 저의 경우를 요약하여 정리해보겠습니다. 저는 맨발걷기를 알기 전 긴 세월 동안 몸을 지나치게 혹사시키며. 운동은 신발을 신고 하며 살아왔습니다. 그랬던 저의 몸 상태는 서두의 서술에 나와있습니다. 나이와 함께 약해져가는 중이었습니다. 그대로 두고 더 나아가면 무슨 일이 벌어질지 모르는 거죠.

이 상황에서 우연히 박동창 회장님을 만나 맨발걷기를 알게 됐고 두 달간 맨발걷기를 해본 결과 기적 같은 일이 벌어지기 시작했습니다. 맨발걷기는 제 인생의 게임체인저라고 확신했습니다.

이후 카페를 들여다보면서 질병에 대한 인식이 새로워지고 앞에서 설명했듯이 주변 사람들의 비극들이 눈에 들어오기 시작했습니다. 정신을 바짝

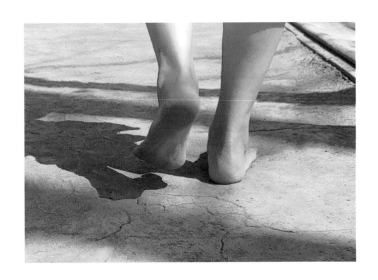

차리고 맨발걷기를 강화하여 도합 1년간을 실천했습니다.

그 결과 평생의 골칫거리였던 증상들을 모두 치유했습니다. 전술한대로 그 어떤 건강법으로도, 어떤 약으로도, 그리고 그 좋다는 보조식품으로도 치유할 수 없었던 증상들이 깨끗이 치유됐습니다.

맨발걷기가 게임체인저임이 증명된 것입니다. 신발을 신고 열심히 운동을 했지만 약해져만 가던 몸이 지금은 건강한 사람으로 바뀌었습니다. 기적 같은 놀라운 변화가 일어났습니다.

회원 여러분. 우리 인간의 운명은 누구를 만나 어떤 코스웍(Course Work) 을 거치느냐에 의해 결정됩니다.

그렇다 할 때 박동창 회장님을 만나 맨발걷기를 안 것 자체가 인생의 게임 체인저이고 인터넷카페에 가입하여 활동을 시작한 것 자체가 희망이고 축복입니다. 우리 맨발걷기 국민운동본부 인터넷카페에 가입한 순간 행복의 건강문을 열고 들어오신 것입니다.

회원 여러분. 박동창 회장님께서 전개하시는 학술적 내용에 특히 주목해야 할 핵심 대목이 있습니다. 우리 같이 생각해봅시다.

세상에 생명을 가진 것은 모두 배출이 잘 되어야 건강을 유지합니다. 먹는 것, 마시는 것은 대소변으로 배출되어 문제가 없지만 흡입하는 산소의 쓰고 남은 찌꺼기인 활성산소는 어떻게 할 것인가요? 심장이 뛰는 한 발생되는 정전기는 어떻게 할 것인가요? 끈적끈적해진 혈액은 잘 흐를 것인가요? 활성산소의 공격으로 짝을 잃은 몸속 전자들의 혼란스러운. 방치하면 위험한 상황은 무엇으로 안정화시키고 평화를 찾게 할 것인가요?

그 평화유지군인 땅속의 자유전자는 태양에너지로부터 받는다는 학설도 있던데 그 천혜의 무비용의 자유전자를 신발로 차단하고 살아야 하는 건가요? 맨발을 땅에 접지시켜 뭇 질환의 원인이 되는 전자의 결핍(Electron Deficiency) 현상을 해소해야 하지 않나요?

"발바닥은 평방 1인치당 1,300개의 말초신경으로 덮여있다(Stephen Sinatra. M.D.)"고 합니다. 그러면 우리의 발바닥에는 얼마나 많은 말초신경이 분포돼있는 건가요?

또한 우리 발밑에는 수많은 말초 혈관이 있습니다. 우리는 발의 말초신경을 지압하여 묽고 깨끗해진 피의 혈행을 왕성하게 만들어야 합니다. 그리하여 인체 구석구석에 영양을 공급하고 동시에 귀중한 생명의 자유전자를 받아들여야 합니다.

그러려면 아웃도어액티비티(Outdoor Activity)는 어떻게 해야 할까요? 인도어액티비티(Indoor Activity)는 어떻게 해야 할까요? 답은 자명하지 않나요?

이 원리를 파악한 사람이라면 접지에 취약한 시간인 자동차 주행시간과 여행시간도 놓치지 않을 것입니다. 자동차로 장거리 주행을 할 때는 휴게소에서 맨땅을 찾아 20~30분씩 맨발접지를 할 것입니다.

여행을 가서 숙박을 할 땐 접지용품을 지참하여 접지를 유지하고 항산화식품과 과일을 즐기며 쾌적한 여행을 계속할 것입니다. 365일 24시간 접지생활을 추구하는 것입니다.

마지막으로 회원 여러분! 피카소가 「아비뇽의 여인들」을 창작한 해가 1907년입니다. 이 작품을 보고 당시 프랑스 화단은 크게 충격을 받았고 피카소가 미쳤다고 수군거렸습니다. 당시 파리 화단의 전문가들조차 이 그림이 어떤 새로운 시대를 여는지를 몰랐습니다.

100년을 앞서갔던 이 그림은 예술사에 한 획을 긋는 큐비즘(Cubism. 입체파)의 문을 활짝 여는 역사적인 걸작이었습니다. 2차원의 평면에 3차원의 물체를 표현하기 위해 시점을 달리하며 분석적으로 그렸던 입체파의 처녀작이었습니다.

원근화법(Perspective)만을 알고 있었던 당시로서는 이 그림의 핵심을 생각조차 하지 못했습니다. 그러나 결국 피카소가 옳았고 이후 이 그림은 확고한 진리가 되었습니다.

100년을 앞서 갔던 저 피카소처럼 선지자적인 운동이 대한민국의 서울에서 시작되어 전국적으로 확산되며 파도처럼 전개되고 있습니다. 바로 '맨발걷기국민운동본부(대표 박동창)'의 활동입니다.

미리 예언해둡니다. 이 운동본부는 노벨상 수상 후보라고 단언합니다. 미국에서. 일본에서. 이라크에서. 그리고 폴란드 등에서. 접지에 대한 연구논문이 발표되고 있습니다.

하지만 대한민국의 박동창 회장님처럼 이를 학술적으로 체계화시키고 사람들에게 적용시키고 계몽시켜 국민건강을 획기적으로 개선시키는 분은 없습니다.

우분투(UBUNTU)의 정신 아래. 이타행의 모토를 걸고 질병을 치유케 하는 맨발걷기 국민운동이 헌신적으로 전개되는 나라는 전 세계에 어디에도 없습니다. 오직 한국뿐입니다. 그래서 대한민국의 '맨발걷기국민운동본부'는 노벨상을 받을 것이라는 얘기입니다. 지금 그렇게 커가고 있는 과정에 있다고 확신합니다.

이 운동이 대한민국 전역에 물결 치고 그 혜택으로 국민들이 건강해지고 치유되면 이 물결이 해외로 확산될 것입니다. 그리하여 전 세계 인류가 질병으로부터 자유로워질 때 '맨발걷기국민운동본부'가 노벨상을 수상하는 날이 될 것입니다.

박동창 회장님 감사합니다. 이소명 부회장님 감사합니다. 운영진 여러분 감사합니다. 회원 여러분 감사합니다. 나태해지면 다시 읽을 것을 다짐하면서 고백적이고 체험적인 이 글을 접습니다.

맨발걷기가
나를 살렸다

초판 1쇄 발행　　2023년 05월 15일
초판 9쇄 발행　　2024년 07월 30일

지은이　　박동창
펴낸이　　이종문(李從聞)
펴낸곳　　국일미디어
등　록　　제406-2005-000025호
주　소　　경기도 파주시 광인사길 121 파주출판문화정보산업단지(문발동)
사무소　　서울시 중구 장충단로 8가길 2 (장충동 1가, 2층)

영업부　　Tel 02)2237-4523 | Fax 02)2237-4524
편집부　　Tel 02)2253-5291 | Fax 02)2253-5297

평생전화번호　　0502-237-9101~3

홈페이지　　www.ekugil.com
블로그　　blog.naver.com/kugilmedia
페이스북　　www.facebook.com/kugilmedia
이메일　　kugil@ekugil.com

※ 값은 표지 뒷면에 표기되어 있습니다.
※ 잘못된 책은 구입하신 서점에서 바꿔드립니다.

ISBN　　978-89-7425-883-2 (13510)